中医临床经典丛书

清·周学霆◎著

三指禅

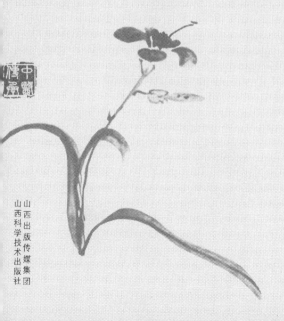

山西出版传媒集团
山西科学技术出版社

方伯畴原序

　　医者，意也。至于脉理，尤以意会。梦觉道人弃儒业医四十余年，奇奇怪怪，以活无算。其持脉也，曾不一瞬，病情万变，便已了了，人感深之，因出《脉诀》一书问世，特拈出缓字为主，取生意也。余比象绘形，言简意赅，而议论透辟，发前人之所未发，唯其理精，是以意会，然非致虚岑寂精诚之极，未有如此之神且速者。此中大有禅机焉，余因题之曰《三指禅》。禅者，元也。元之又元，众妙之门。

　　敕授修职郎、湖南长沙府善化县儒学教谕、前乾隆乙卯科亚元大挑二等，愚弟方伯畴顿首拜撰。

欧阳聘侯原序

同邑周君，仙骨珊珊，以医道活人多矣。凡所经历之区，类皆颂再造恩于弗替，观其脍炙人口，非可以道里计，其所由来者久矣。乙酉侨寓省垣，适愚以江右令改官回籍，耳饮其名，而究未及亲见之也。旋又承乏朗江府学，越明年，交卸赴省，同栖试馆侧，闻士大夫之叩门延请者踵相接焉。周君方日无暇晷，愚亦弗得以究论其间，心窃恨之，盖蓄原所未获申者已二年于兹矣。时或漏深归馆，闭户围炉，纵言至于医，指其途径，定其要归，以为明医之蓍蔡，庸医之针砭，是周君之医理，诚有大过人者。惜粗识其梗概，尚未悉其渊微，其如欲入而闭之门何哉？丁亥之冬，周君以手订《三指禅脉诀》问序于愚，愚曰：是殆问道于盲也。虽然，寿身寿世，愚于此中煞吃辛苦，一旦得是书而读之，目谋心谋，刻期卒业，觉从前未晰之义，未破之疑，不啻迎刃而解，毫发无恨，快也何如！窃忆缓之一字，亦第居二十七脉之一耳，而周君融会贯通，独有心得，始为提纲，次为对待，二气五行之理，罔不了然于心目间，诚足以阐前人所未发，补前人所未备。以愚所闻，三折肱而知为良医者，舍斯人其奚适也？抑周君束发受书，因病废业，始得专精于医，以寿身而寿世，是直以良相之经纶，运诸良医之呼吸，乃大获活人之效于举手间，而又未敢以自私也。笔之于书，嘉惠来学，好生之德，以视俞跗、卢扁，有过之无不及，后之览是书者，其亦兴起于兹编而定所法守也夫！

《续刊三指禅》欧阳辑瑞序

曩岁，梦觉道人所著《三指禅》医书问世，愚曾读而叙之、评之。刻甫竣，不翼而飞，不胫而走，三年之内，几遍海隅。第书中以元风而阐医理，即以医理而寓元风，其引用故实，原本圣贤经传，而体裁半仿先儒诗赋文章，窃恐僻壤遐陬，不读东观未见之书，奚必贯通乎奥义；不受北面真传之钵，罕能斟酌夫良方。将了于目，了于口，而究无以了于心，几何不转为是书诟病耶？愚是以殷然有注释之思，适承乏澬江司训，有志未逮，心甚悬悬，迄交卸旋省，时加翻阅，凡遇有精深之处，辄蝇头细注，逾岁之久，秩然成观。愚心为之少慰，惜经验药方尚未之采录也。居无何，道人一瓶一钵，假道省垣，栖身试馆。愚匆忙晋接，方欲伸两地之绸缪，叙三年之契阔，而道人乍附耳具言曰：前书未就，其奈之何？愚曰：书已盛行，何云未就？道人曰：未了其义，未标其方，纵阅者宝而藏之，于予心终觉未慊也。愚曰：唯唯否否，乃随向案头，检前所注释，互相参订。道人曰：往日著方若干，急欲续刊，以公诸同志，得是注而并镌之，其庶乎毫发无遗憾矣：愚乃拊手应声曰：两人之志，不谋而合；两人之道，不约而同；两人之聚散，或远以千里，或近以一堂，此真天假之缘，助成完璧，岂唯是书之幸，抑海内生人之共幸也。

坊友王子念祖，急登梨枣，聊志数语，以冠其篇。至于道人著书之旨，命名之意，原序已详言之，兹不赘。

　　时大清道光十有二年春月谷旦，敕授修职郎、湖南候选教谕、前嘉庆庚午科举人、考充咸安宫官学教习、分发江西南安府上犹县知县、改教回籍历署常德府学、益阳县学训导，眷愚弟欧阳辑瑞顿首拜撰。

余正焕序

　　凡能事之特异者，其中必有意领神悟之处，得之于手而应于心，佝偻之承蜩也，庖丁之奏刀也，技也而皆进于道，况乎游神大隐之场，积悟金丹之室，以修生之妙术，探生之元机，有不默契主真、超通无上者哉？予始晤建州周梦觉，见其诊视方脉，举手即得，略无停指，好事者或试以杂症，乱以多人，顷刻之间，无不奇中，以为别有经验之法，初不关脉之诊视也。及叩其所蕴，乃知究心脉理已四十余年，张、朱、李、刘莫不抉其精而穷其奥，要其通元会窍，实得力于禅家炼己一节工夫。盖于禅悟医，故医亦入禅也。予于医未尝有得，读《三指禅》于我心有戚戚焉，于二十七脉中，独提缓字为诀，诚可谓挈领提纲，权度在我，主于七诊之法，直指禅机，奇经八脉，畅明禅经，尤属倾囊倒箧，一片婆心，其以津逮后学，而仁寿斯民也，又岂直逗脉诀之金针，而正医宗之圭臬已哉！

　　赐进士出身江西盐法、兼巡瑞袁临道、前翰林院编修、云南迤西兵备道、陕西陕安兵备道，星堂余正焕序于听雪斋。

贺长龄序

　　《易》曰：正其本，万事理，差之毫厘，谬以千里。此《易》之精言，即医之精言也。余尝谓《易》通于医，不通阴阳五行造化之理，不可与言《易》，即不可与言医。脉者病之本，指又脉之本。梦觉道人取缓字为本脉，以定病脉，固已探其本矣，而又于夜半初觉时，凝神炼指，取脉于真，故脉一遇指，而其脉立见，如虚堂悬镜，无所遁其妍媸焉。指与物化而不以心稽，此《易》之唯深唯几而又进于唯神者乎！不疾而速，不行而至，其神也。有何以神之者也，则本之说也。道人又谓：春肝脉弦，五脉皆带弦象；夏心脉洪，五脉皆带洪象；则又直截了当，一以贯之。《易》简而天下之理得，其运用之妙，存乎一心。道人盖用法而恒得法外言，而其著论一本《灵》《素》《难经》原文，绝无一字杜撰，又岂私心自用者比乎！人但见其立起深痼，用药脉出思议之表，遂谓道险出奇，得未曾有，实则无奇非庸，无险非易，迹若变化不测，理则一定不移，特不知者自相骇诧耳，而道人何容心乎？余非知医者，谬持此说，以质之道人，其以为何如也？

　　时大清道光十有三年岁在癸巳秋九月，前翰林院编修、左春坊左中允、江西南昌府知府、山东沂曹济道、江苏按察使、苏州江宁山东布政使、护理山东巡抚兼提督军门、嘉庆庚午广西乡试副考官、提督山西学政，善化贺长龄拜撰。

陈岱霖序

余读《扁鹊仓公传》，未尝不废书而叹也，曰：古固有之，今亦宜然。既而游齐、梁、燕、赵间，所过通都大邑，至则遍访其人，而父老无能言之者，盖医学之失传久矣。道光戊子后读《礼》，家居频年，忧郁萦怀，百病交作，辄思究心此道为养生计，且仁民利物之权不属，区区之意，亦欲以为良医者稍行其术于乡党之间，庶几范文正之所云也。越癸巳，始得邵陵周先生《三指禅》而读之，先生亦于是秋来省，得以接其言论，乃知其折肱五十年，贯穿于张、朱、刘、李之学，而归其本于《灵枢》《难经》，又尝讲习夫烟鼎丹铅之理，故其书语多玄妙。其治疾也，症愈怪，先生治之之法愈奇，往往有世医不能指名者，先生辄以一二剂奏功。然则，先生其今之扁鹊、仓公耶！嗟乎！今日斯民之疾奇怪百出矣，顾安得先生之为医者而医之乎！

赐进士出身诰授奉政大夫、吏部候选郎中、前工部虞衡司主事、加二级记录四次，善化陈岱霖拜撰。

凡例八则

叔和《脉经》，兵燹之余，无复睹其全本，五代迄今，千有余年，脉诀迭出，尽失《灵》《素》《难经》原文。是编取缓字为平脉，以定病脉，根柢《内经》以平人定病脉之谛。其余阴阳对待，恰好安置二十七脉。一奇一偶，配合天成。

《灵》《素》《难经》词旨深邃，非后学所能蠡测管窥。是编一字一句，悉宗经文。编中相为表里，六部脉位，三焦包络，极力将经文阐发明晰，以辨宋明改撺之非。

生人性发为情，情莫著于欣戚，而修仙修佛之基，以身为本，即皆寓于膻中、丹田中，从未有疏明其义，如数掌上罗纹者。是编畅发《内经》未发之旨，透写世人难写之情，而金液还丹之说，可知其非自外来。

论症首列男女异尺，剖别阴阳之蕴，即《周易》上卷首乾坤，下卷首咸亨之义。

论症自瘅至咳嗽篇，溯源先天主宰，以通元之妙手，写济世之婆心。语语自圣经出，却语语从心坎中出，医见之为医，元见之为元。

论症自泄至哮喘篇，发挥后天功用，饮食劳役，病有四百四种，立论难于悉备，而大端却已隐括无遗。

论症自春温至温疫篇，所有外感诸症，率根据四序乘除，五行衰旺之理，记经纬史，抉汉分章。是儒家吐属，是医家经纶，是草元家作用，令人把玩不尽。

论症自室女以后，凡杂症亦略见一斑，可引申而触类，无得以挂漏议之。其所著之方，皆道人四十余年中之经验，因统名之曰经验方。

以上八则，实道人得手应心，有功世道之作，特为表出，用公诸同志云。

南坡居士

目　录

总论

医理无穷，脉学难晓，会心人一旦豁然，全凭禅悟。余未及冠，因病弃儒，留心医学，研究诸书，并无一字之师，独于脉，稍得异人指示，提一缓字，而融会之，全身脉症，于瞬息间，尽归三指之下。距今四十余年，所过通都大邑，探取病情，无一不验。今不敢以自私，立为主脑，对以阴阳，注释多本古人体裁，实非臆造，就正同学，幸其教我。

脉学源流

轩辕使伶伦截嶰谷之竹，作黄钟律管，以候天地之节气；使岐伯取气口作脉，以候人之动气。黄钟之数九分，气口之数亦九分，律管具而寸之数始形。故脉之动也，阳浮九分，阴得一寸，合于黄钟。黄钟者，气之先兆，能测天地之节候；气口者，脉之要会，能知人命之死生。本律管以定脉，轩岐之微蕴，诚有未易窥测者。越人著《难经》，推明十变；叔和撰《脉经》，演成十卷，而脉始得灿明于世。迄五代高阳生《脉诀》出，士大夫多议之，由是才人杰士，咸驰骤于笔墨之间，各据其理，各抒其见，而真诀几乎晦矣。齐褚澄论脉，女子阴逆，自上生下，左寸为受命之根，心肺脉诊于两尺，倒装五脏，谬妄已极。赵维宗论脉，心肺在上，为浮为阳；肝肾在下，为沉为阴；脾居中州，半浮半沉，半阴半阳。意义肤浅，更属无稽。吴草庐宗《内经》，取之于气口，未尽《内经》之奥。朱考亭推《内经》，求之于遍身，未达《内经》之专。若二李者濒湖、士材将前人所流传之脉，依样画葫芦，演成诗句，字字晓畅。叔和而后，幸有传人，究未得平脉诀，医无权度，殊失《内经》以平人定脉之旨。是编揆之前哲，虽则别开生面，实亦不过发明《内经》及《难经》《脉经》之义云尔。

定脉部位

晦庵朱子跋郭长阳医书云："予尝谓古人之于脉，其察之固非一道矣。然今世通行，唯寸、关、尺之法为最要，且其说具于《难经》之首篇，则亦非凭空结撰也。"故郭公此书，备载其语，而并取丁德用密排三指之法以释之。夫《难经》蔓乎尚已，至于丁德用之法则，余窃意诊者之指有肥瘠，病者之臂有长短，以是相求，或未为定论也。盖尝考经之所以分尺寸者，皆自关而前却是。则所谓关者，必有一定之处，亦若鱼际、尺泽之可以外见而先识也。然考诸书，皆无得论，唯《千金方》内，以为寸口之处，其骨自高，而关尺由是而却取焉。则其言之先后，位之进退，若与经文相合。独俗间所传《脉诀》，五七韵语，其词浅陋，非叔和本书明甚，乃能直指高骨为关，而分其前后，以为尺寸阴阳之位，似得《难经》本旨。余非精于道者，不能有以正也，姑附于此，以俟明者而折中焉。按《内经》十八卷，即三坟古书，既未经孔子删订，复未经朱子集注，医喙争鸣，互相诽谤，分门别户，莫知适从。独指高骨为关，以定尺寸，得朱子之跋，而脉之部位始得其准。

寸关尺解

高骨为关，从关至鱼际得一寸脉浮九分，而寸以名；从关至尺泽得一尺脉见一寸，而尺以名。以关为间隔，而尺寸不得混为一家。合寸、关、尺为三部，其解最为直接，不得曲为分析。

六部脉解

六部之脉，候之寸、关、尺，出于《脉要精微篇》。左寸以候心，左关以候肝，左尺以候肾；右寸以候肺，右关以候脾，右尺以候命门，以明六部各有所属。究之候脉，分而不分，不分而分，则得诀矣。《脉经》曰："春弦夏洪秋似毛，冬石依经分节气。婀娜缓若春杨柳，此是脾家居四季。"假如春脉弦，岂有肝脉弦而余脉不弦之理乎？弦则俱弦，不过言春乃肝气主事，非谓独候之左关。但得浮洪，即属心火，不必定拘左寸；但得短涩，即属肺金，不必定拘右寸；但得沉细，即属肾水，不必定拘左尺；但得和缓，即属脾土，不必定拘右关。五脏之脉分，五脏之部不分也。是以伤寒之脉，仲景一书曰浮、曰紧、曰长、曰弦、曰沉、曰微、曰伏、曰代，但统分脉之浮、紧、长、弦、沉、微、伏、代，并未专指何经。内伤之脉，叔和一书，失血宜沉细，不宜浮紧；水症宜浮大，不宜沉伏；上气宜浮滑，不宜沉数；腹痛宜沉伏，不宜浮洪；消渴宜数大，不宜虚细；咳嗽宜浮缓，不宜细数。但分脉之宜与不宜，亦不必辨其何脏，此其明白可证者也。要须知先天一点真阳之火，潜于水中，寄居两尺，在右火用事，水为之涵。火生土，是为脾土，居右关；土生金，是为肺金，居右寸。在左水用事，火为之温。水生木，是为肝木，居左关；木生火，是为心火，居左寸。自无而生有，由下而生上，各有其位而不可易者。《难经》曰："取寸口以决五脏六腑之死生吉凶。"寸口者，手太阴之动脉。《内经》曰："心脉满大，痫瘛筋挛；肝脉小急，痫瘛筋挛；肾脉小急，肝脉小急，心脉小急，不鼓皆为瘕；肾肝并沉为石水，并浮为风水。"此又于部分之间，而别有会心者。分而不分，不分而分，神而明之，存乎其人。

左心膻中肝胆肾小肠
右肺胸中脾胃命大肠

天下之理，有不必辨者；有必欲辨者。不必辨而辨，则其理晦；必欲辨而不辨，则其理亦晦。心与小肠相表里，肝与胆相表里，肾与膀胱相表里，肺与大肠相表里，脾与胃相表里，形质既已相配，气脉自然相通。而以为大小肠之在下，不得候之于上，相为表里则可，同居其部则不可。易为左心膻中肝胆肾小肠，右肺胸中脾胃命大肠，亦思气类相感，有不见其端倪者。琥珀拾芥，悬空亦起；磁石吸铁，隔碍潜通。而何论大小肠之在下，心肺之在上也乎？且胸中膻中，间不能寸，小肠丙火，何得与肾水同居，大肠庚金，何得与命门同宿乎？此则不必为之穿凿而辨者也。而有不得不辨者，左肾以藏水，右肾以藏火，既已力辨其非，何以两肾俱藏水，列诸左右，独候之左尺，有是理乎？不知两肾皆藏水，即皆藏火，不过左以水为主，右以火为主耳。吾为之正其名曰：左心小肠肝胆肾膀胱，右肺大肠脾胃肾命门。

定至数

持脉之初，先看至数。欲知至数，先平三之呼吸，以己之呼吸，定人之呼吸，未尝不同。盖人之五脏不可见，所可见者，脉而已。呼出于心肺，心一至，肺一至；吸入于肝肾，肝一至，肾一至。一呼一吸，脉来四至，名一息。脾脉不见者，以土旺四季也，是为平脉。唯是邪扰于中，斯脉不得其正耳。亦有平人脉来五至而无病者。

二十七脉名目

缓、浮、沉、迟、数、微、细、弦、弱、濡、牢、虚、实、滑、涩、洪、伏、长、短、芤、革、结、促、紧、动、代

诀以缓为极平脉，余二十六为病脉。定清缓脉，方可定诸病脉；精熟缓脉，即可以知诸病脉。脉之有缓，犹权度之有定平星也。

缓

和缓也。张太素曰："应指和缓，往来甚匀。"杨元操曰："如初春杨柳舞风之象。"

四至调和百脉通，浑涵元气此身中。

消融宿疾千般苦，保合先天一点红。

露颗圆匀宜夜月，柳条摇曳趁春风。

欲求极好为权度，缓字医家第一功。

不浮不沉，恰在中取；不迟不数，正好四至。欣欣然、悠悠然、洋洋然，从容柔顺，圆净分明。微于缓者，即为微；细于缓者，即为细。虚实长短、弦弱滑涩，无不皆然。至于芤革紧散、濡牢洪伏、促结动代，以缓为权度，尤其显而易见者也。

有胃气者生

四时之脉，和缓为宗，缓即为有胃气也。万物皆生于土，久病而稍带一缓字，是为有胃气，其生可预卜尔。

统六脉而言，不得独诊右关。

脉贵有神

无病之脉，不求神而神在，缓即为有神也。方书乃以有力训之，岂知有力未必遂为有神，而有神正不定在有力。精熟缓字，自知所别裁。

读缓字法

焚香趺坐，静气凝神，将缓字口诵之，心维之，手摩之，反复而详玩之，久之，缓归指上。以此权度诸脉，了如指掌。

四时平脉

天地之气，分寄四时，化生万物。故春木、夏火、秋金、冬水，皆乘其令以分司，独土则通旺于四季。分阴分阳，迭用柔刚，盖言平也。人得天地之气以生，而脉即与之为比附。春为肝木，脉弦；夏为心火，脉洪；秋为肺金，脉毛；冬为肾水，脉石。唯胃气属土，其脉从容和缓，散布于弦洪毛石，以默运于春夏秋冬，浑沦元气，流畅贯通，生生不已，平孰甚焉。如春肝宜弦，弦而缓者，若风飐柳梢，抑扬宛转。夏心宜洪，洪而缓者，若活火烹茶，薰灼舒徐。秋肺宜毛，毛而缓者，若拣金砂砾，渐次披搜。冬肾宜石，石而缓者，若水泽腹坚，徐形绉透。四季脾胃用事，厥脉宜缓，不问可知，此平脉所以获生也。盖平者，和也，所以和其脉使无急躁也；平者，准也，所以准其脉，使无偏胜也。以缓平之，而后四时之脉得其平耳。夫缓即胃气，原秉天生地成，与诸脉互相主辅，而不可须臾离焉者。经所云春弦、夏洪、秋毛、冬石，皆以胃气为本，诚得诊脉之大宗也。惜医不知察，囫囵读过，毫无心得。未知有胃气者，为平为生；无胃气者，为病为死。遂使一成不易之理，徒蓄千载莫破之疑。余因揭而论定，以著是编。

浮沉迟数四大纲

立缓为标，言平脉，既统该乎弦、洪、毛、石；提病脉，先分著于浮、数、迟、沉。而二十二脉之旁见侧出者，无不寓于其中，举其纲而目自见。

浮

《脉经》曰："举之有余，按之不足。"崔氏曰："如水上漂木。"主表。

浮从水面悟轻舟，总被风寒先痛头。

里病而浮精血脱，药非无效病难瘳。

浮紧伤寒，浮虚伤暑，浮数伤风，浮迟伤湿。亦有里病脉浮者。浮而云腾蜃起，多属阴虚；浮而绵软葱空，半由失血；浮而月荡星摇，预知精败；浮而羽铩毛散，可卜神消。

沉

《脉经》曰："重手按至筋骨乃得。"杨氏曰："如石沉水底。"主里。

沉居筋骨有无疴，着骨推筋仔细摩。

有病而沉兼别脉，沉而无病世人多。

沉迟痼冷，沉数内热，沉滑痰积，沉紧冷痛。多有无病脉沉者。沉居命脉悠长，足徵寿考；沉居肾脉恬静，咸颂仁人；沉居关脉调匀，允称秀士；沉居寸脉圆活，定是名姝。

迟

《脉经》曰："一息三至，去来极慢。"迟为阳不胜阴，脉来不及。

迟唯三至欲亡阳，好与医家仔细详。

总是沉寒侵脏腑，只宜温药不宜凉。

浮迟表寒，沉迟里寒，有力积寒，无力虚寒，未有无寒脉迟者。迟为内病壅郁，温养阳刚；迟为外病侵凌，温消阴翳；迟为缓病缠绵，温补元气；迟为急病驰骤，温散客邪。

数

《脉经》曰："一息常六至。"《素问》曰："脉流薄疾。"数为阴不胜阳。

数脉为阳至倍三，脉中数脉实难谙。

而今始识诸般数，嘱咐医人莫乱探。

五行之中，金木水土，各居其一，唯火则有二。而推其火之类，不特本经之火。海枯被火，则为肾火；榆能生火，则为肝火；石可衷火，则为肺火；壤内藏火，则为脾火。不止有二，而有六矣。而充其火之尽，不特当时之火。风热而炽，则为风火；寒郁而热，则为寒火；暑伤而温，则为暑火；湿积而蒸，则为湿火；燥过而枯，则为燥火。是内有六，外亦有六矣。而穷其火之变，不独五运六气之火，又有无根之火，痰结之火，血燥之火，莫可名状、莫可纪极之火。综此以观，无病不有火，无火不脉数，无药不可以治数。君火而数，芩连固为折火之正敌；相火而数，桂附亦为归火之灵丹。脾倦生火，数非参芪莫疗；肝盛生火，数唯柴芍可除。数缘肾虚，两地滋阴，不必降火；数由肺损，二冬泄热，即以清金。解痰火之数，唯恃法夏；润血燥之数，须用当归。伤风发热，可以去风，即可以治数，防风、羌活；伤寒发热，于焉去寒，即于焉治数，麻黄、桂枝。疗暑热之数脉，焦术、川乌，极为妙品；调湿热之数脉，苍术、黄柏，实有神功。阿胶养秋燥之金，脉数自减；元参泄无根之火，脉数以除。区别内外，分析经络，以脉证病，以病证脉，斯得之矣。安得有心人，与之谈数脉哉！

对待总论

人之一身，不离阴阳；而见之于脉，亦不离阴阳。浮、沉、迟、数，阴阳相配之大者也。举其余而对待训之，事以相形而易明，理以对勘而互见。

微与细对

微为阳弱欲绝，细乃阴虚至极，二脉实医家剖别阴阳关键，最宜分晓，故继浮、沉、迟、数后，举以为对，以冠诸脉。

微

微脉有如无，难容一吸呼。

阳微将欲绝，峻补莫踟蹰。

轻诊犹见，重按全无。黄芪、白术，益气归元；附片、干姜，回阳反本。

细

细脉一丝牵，余音不绝然。

真阴将失守，加数断难痊。

举之极微，按之不绝。天麦二冬，清金生水；生熟两地，滋阴养阳。

虚与实对

二脉举按皆得，而刚柔异质。实为邪气实，虚乃本气虚。

虚

虚脉大而松，迟柔力少充。

多因伤暑毒，亦或血虚空。

迟大而软，按之无力。按：《脉经》言："隐指豁空。"非是。诸脉中，唯芤、革二脉言空，以虚脉而言空，能别乎革，难别乎芤。《濒湖》曰："脉虚身热，为伤暑，亦主血虚。"

实

实脉大而圆，依稀隐带弦。

三焦由热郁，夜静语犹颠。

浮沉皆得，长大带弦。按：《脉经》言："应指幅幅然。"非是。幅幅，坚实貌，乃牢紧脉，非实脉也。伤寒胃实谵语，或伤食气痛。

长与短对

寸、关、尺为脉本位，长则过乎本位，短则不及本位。欲辨长短，先明本位。

长

长脉怕绳牵，柔和乃十全。

迢迢过本位，气理病将痊。

按：长而牵绳，阳明热郁；长而柔和，病将解矣。朱氏曰："不大不小，迢迢自若。"言平脉也。经曰："心脉长，神强气壮；肾脉长，蒂固根深。"

短

短脉部无余，犹疑动宛如。

酒伤神欲散，食宿气难舒。

按：短与动为邻，形与动实别。动则圆转如豆，短则濡滞而艰。《濒湖》曰："短而滑数酒伤神。"杨氏曰："短脉为阴中伏阳，三焦气壅，宿食不消。"

弦与弱对

脉而弦，脉之有力者也，雄姿猛态，可以举百钧；脉而弱，脉之无力者也，纤质柔容，不能举一羽。

弦

同一弦也，在肝经则泻之攻之，在胆经则和之解之。

弦脉似张弓，肝经并胆宫。

疝癫癥瘕疟，象与伤寒同。

《素问》曰："脉端直以长。"《刊误》曰："从中直过，挺然指下。"按：弦属肝胆经，疝癫癥瘕疟，肝胆经病。肝胆经有泄无补。

弱

弱脉按来柔，柔沉不见浮。

形枯精日减，急治可全瘳。

《脉经》曰："极软而沉，按之乃得，举手无有。"弱宜分滑涩，脉弱以滑，是有胃气，清秀人多有此脉；脉弱而涩，是为病脉。

滑与涩对

脉之往来，一则流利，一则艰滞，滑涩形状，对面看来便见。

滑

滑脉走如珠，往来极流利。

气虚多生痰，女得反为吉。

沈薇垣曰："滑主痰饮，浮滑风痰，沉滑食痰，滑数痰火。

亦有呕吐、蓄血、宿食而脉滑者。"万氏云："脉尺数关滑而寸盛，为有胎。"

涩

涩脉往来艰，参差应指端。

只缘精血少，时热或纯寒。

《脉经》云："涩脉细而迟，往来艰，短且散，或一止复来。"《素问》云："参伍不调。"按：血不流通，故脉来艰滞。

芤与革对

同一中空，而虚实分焉。虚而空者为芤，实而空者为革。悟透实与虚，旁通芤与革。

芤

芤字训慈葱，中央总是空。

医家持拟脉，血脱满江红。

戴同父曰："营行脉中，脉以血为形。芤脉中空，血脱之象也。"

革

革脉唯旁实，形同按鼓皮。

劳伤神恍惚，梦破五更遗。

按：革主亡精，芤主亡血。《脉经》言均为失血之候，混淆莫别。不过革亦有亡血者。

紧与散对

松紧聚散，物理之常。散即松之极者也，紧即聚之极者也。紧如转索，散似飞花。紧散相反，形容如生。

紧

紧脉弹人手，形如转索然。

热为寒所束，温散药居先。

诸紧为寒为痛。人迎紧盛，伤于寒；气口紧盛，伤于食。腹痛尺紧，中恶浮紧，咳嗽沉紧，皆主死症。按浮紧宜散，沉紧宜温。

散

散脉最难医，本离少所依。

往来至无定，一片杨花飞。

柳氏云："无统纪，无拘束，至数不齐，或来多去少，或去多来少，涣散不收。"

濡与牢对

浮之轻者为濡，平沙面雨霏千点；沉之重者为牢，锦匣里绵裹一针。

濡

濡脉按须轻，萍浮水面生。

平人多损寿，莫作病人评。

《脉经》曰："濡脉极软而浮，如帛在水中，轻手乃得，按之无有。"按：濡主血虚之病，又主伤湿，平人不宜见此脉。《濒湖》曰："平人若见似无根。"

牢

牢脉实而坚，常居沉伏边。

疝癥犹可治，失血命难延。

《脉经》曰："似沉似伏，实大弦长。"仲景曰："寒则牢坚，有牢固之象。"按：牢长属汗，疝癥肝病，实病见实脉，可治。扁鹊曰："失血脉，脉宜沉细，反浮大而牢者，死。"虚病见实脉也。

洪与伏对

浮之最著者为洪，水面上波翻浪涌；沉之至隐者为伏，石脚下迹遁踪潜。

洪

洪脉胀兼呕，阴虚火上浮。

应时唯夏月，来盛去悠悠。

经曰："诸腹胀大，皆属于热。"呕，初起为寒，郁则为热。经曰："诸逆上冲，皆属于火。"阴虚阳盛，脉多洪，唯夏日应时。《濒湖》曰："拍拍而浮是洪脉。"《素问》曰：

"来盛去衰。"

伏

伏脉症宜分，伤寒酿汗深。

浮沉俱不得，着骨始能寻。

伤寒一手伏，曰单伏；两手伏，曰双伏。乃火邪内郁，不得发越，阳极似阴，故脉伏，必大汗而解。又有夹阴伤寒，先有伏阴在内，外复感寒，阴盛阳衰，四肢厥逆，六脉沉伏，须投姜、附，灸关元，脉乃出。按：二症极宜分。

结与促对

迟而一止为结，数而一止为促。迟为寒，结则寒之极矣；数为热，促则热之至矣。

结

结脉迟中止，阳微一片寒。

诸般阴积症，温补或平安。

越人曰："结甚则积甚，结微则积微。"浮结内有积病，沉结内有积聚。

促

促脉形同数，须从一止看。

阴衰阳独甚，泄热只宜寒。

《濒湖》曰："三焦郁火炎炎盛，进必无生退有生。"按：

促只宜泄热除蒸，误用温补，立见危殆。

动与代对

动则独胜为阳，代则中止为阴。动代变迁，阴阳迭见。

动

动脉阴阳搏，专司痛与惊。

当关一豆转，尺寸不分明。

《经脉》曰："动乃数脉，见于关，上下无头无尾，如豆大，厥厥动摇。"仲景曰："阴相搏名曰动。阳动则汗出，阴动则发热。"《濒湖》曰："动脉专司痛与惊，汗因阳动热因阴。"

代

代脉动中看，迟迟止复还。

平人多不利，唯有养胎间。

结促止无常数，或二动一止，或三五动一止即来。代脉之止有常数，必依数而止，还入尺中，良久方来。滑伯仁曰："若无病羸瘦，脉代者危。"有病而气不能续者，代为病脉。伤寒心悸脉代者，复脉汤主之。妊娠脉代者，其胎百日。代之生死，不可不辨。

奇经八脉

本来督任一身中，寻得仙源有路通。

剖别阴阳维跷界，调冲运带鼎炉红。

八脉者，督脉、任脉、阳维、阴维、阳跷、阴跷、冲脉、带脉是也。以其不拘于经，故曰奇。督、任、冲起于会阴穴，一源而三脉。督脉由长强穴贯脊上行，过巅顶，至龈交而止，为阳脉之总督，故曰阳脉之海。任脉上行脐腹，过咽喉，至承浆而止，为阴脉之承任，故曰阴脉之海。阳维起于诸阳之会，由外踝之金门穴，而上行于卫分。阴维起于诸阴之会，由内踝之筑宾穴，而上行于营分。夫人身之经络繁密，二脉能于阴交阳会之间，加一紧缚，举纲齐目，而阴阳斯得维持之力。阳跷之脉，起于足跟，循外踝上行于身之左右。阴跷之脉，起于足跟，循内踝上行于身之左右，所以使机关之跷捷也。冲脉前行于腹，后行于背，上行于头，下行于足，凡筋骨脾肉，无处不到，十二经络上下之冲要，故曰十二经络之海。带脉横围于腰，状如束带，所以总束诸脉。医家知乎八脉，则十二经、十五络之旨得矣；修炼家知夫八脉，则龙虎升降、元牝幽微之窍妙，于此入其门矣。养生者无事之暇，撮起督脉，循尾闾夹脊双关，上行脑顶，下通乎任，循环无端，终而复始，久久调习，二脉贯通如一脉矣。人身元阳之气，自下而生者，亦自下而竭。督任相联，转运不已，有其生之，断难竭之，而寿有不稳固者乎？鹿顾尾闾，能通督脉；龟纳鼻息，能通任脉。二物俱得长寿，有明征矣。提督而上行也，阴阳维跷，随督而升；通任而下行也，阴阳维跷，随任而降。一升一降，阴阳维跷，亦得为之疏畅。由是从会阴穴起，上至天，下至渊，所以运其冲也；从季肋穴起，左转三十六，右回三十六，所以运其带也。第见营卫和而颜色日以滋润，机关利而手足日以轻捷。三百六十骨节，节节光莹；八万四千毛窍，窍窍亨通。

血不謇涩，气不停滞，六淫不得而干之，七情不得而伤之。祛病延年之方，未有过于此者。何必采商山之芝，贮铜盘之露，而后永其寿乎！从知紫府长生诀，尽在奇经八脉中。

《参同契》曰："北方河车，即此法也。循而习之，疏经畅脉，可以养生；进而求之，还精摄气，可以延年；神而明之，进火退符，可以夺丹。"仙经所传，抽铅添汞，降龙伏虎，擒乌捉兔，霏雪产莲，无不寓于其中。浅者得之为浅，深者得之为深。

脏腑说

人身一太极也。静而生阴，则为五脏；动而生阳，则为五腑。一动一静，互为其根。吸门内气管所系，手太阴肺、手少阴心，居于膈上；足太阴脾、足厥阴肝、足少阴肾，居于膈下。脏数五，其形象地，静而得方。食管所系，足阳明胃、手太阳小肠、手阳明大肠，一路贯通。足太阳膀胱，有下口而无上口。足少阳胆，有上口而无下口。两腑对照。腑数五，其气象天，动而行健。手少阳三焦、手厥阴心包络，有经无形。以五脏位置言：离为心火，居南；坎为肾水，居北；坤为脾土，居中；肝不全居左，而震为肝木，居左，气自行于左；肺本不居右，而兑为肺金，居右，气自行于右；以五腑位置言：初以胃统纳水谷；次以小肠分清水谷；于是大肠消其谷，膀胱渗其水。胆则司其事。以阴阳匹配言：心与小肠合，丁丙共宗；肺与大肠合，辛庚一本；脾与胃合，己戊伴居；肝与胆合，乙甲同体；肾与膀胱合，癸壬并源；包络与三焦合，营卫相亲。以阴阳交媾言：三阴从天降，手太阴肺、手少阴心、手厥阴心包络，列之于上；三阳从地升，手阳明大肠、手太阳小肠、手少阳三焦，列之于下。其中脾阴胃阳、肝阴胆阳、肾阴膀胱阳，更迭相济。以脏腑经络言：手之三阴，从胸走手；手太阴肺，从中府而走手大指之少商；手少阴心，从极泉而走小指之少冲；手厥阴心包络，从天泉而走手中指之中冲。手之三阳，从手走头。手阳明大肠，从手大指商阳，而走头之迎香；手太阳小肠，从手小指而走头之听宫；手少阳三焦，从手四指关冲，而走头之丝竹。所以肺、心、包络、大小肠、三焦，皆称之曰手。足之三阳，从头走足；足太阳膀胱，从头睛明，而走足小指之至阴；足阳明胃，从头头维而走足次指之厉兑；足少阳胆，从头瞳子髎，而走足四指之窍阴。足之三阴，从足走腹。足太阴脾，从足大指隐白，而走腹之大包；足少阴肾从足心涌泉，而走腹之俞府；足厥阴肝，从足大指大敦，而走腹之期门。所以膀胱、胃、胆、脾、肾、肝，皆称之曰足。以阴阳多少言：太阴、太阳为正，少阴、少阳次之，厥阴、阴尽也阳明并左右之阳，两阳合明也又次之。本王启元《内经注》。肺、脾得正阴之气，以太阴称，心、肾属少阴，包络与肝，则厥阴矣。受阴气，以是为差。膀胱、小肠，得正阳之气，以太阳称，三焦与胆，属少阳，胃与大肠，则阳明矣。受阳气，以是为差。以脏腑功用言：主宰一身者心，而小肠为受盛之官；宣布万事者肺，而大肠为传导之官；谋胜千里者肝，而胆为决断之官；颐养四体者脾，而胃为仓廪之官；精贯百骸者肾，而膀胱为津液之官；三焦为气之父，包络为血之母。夫一脏一腑，五脏而称六腑者，以三焦属腑，故言六腑。然三焦属腑，而称六腑，包络属脏，宜亦可称六脏：由斯而论，言六腑，必言六脏；言五脏，只可言五腑，以合天地之数。何必参差其说，而言五脏六腑哉！缕陈脏腑，灿然可考，而有不离乎脏腑，亦不杂乎脏腑，非形象之可绘，言语之可传者，妙在关元一窍。

凿破混沌，将《易》象、性理之书融贯分明，不枝不蔓，是岐黄传人。南坡居士评。

命门提要 详后论中

人身以命门为本，而论命门者，不一其处。止此坎为水，一言尽之。盖坎阴包乎阳，一言水而火在其中，如必象坎之形，两边一画为阴，中间一画为阳，则拘矣。独不闻画前原有易乎！

三焦辨

《难经》注三焦，一则曰：有名无形，与手厥阴相表里。再则曰：有名无形，其经属手少阳。词旨极为明白。叔和定《脉经》，因之以立论，可谓善于祖述矣。辨《脉诀》者，不求甚解，以为明有其经，又曰无其形，自相矛盾，为此不经之谈。而有为之原者，《脉诀》出于六朝高阳生，假名伪撰，叔和《脉经》中决不为此语。不知叔和实根于《难经》，《脉诀》亦未背乎叔和，辨之者愦愦而辨，原之者亦冥冥而原。读《难经》者，将三焦对诸脏腑读之，涣然冰释矣。肾之形如豇豆，而三焦之形何似？脾之形如马蹄，而三焦之形何类？心之形如莲苞，而三焦之形何若？肺六叶而形如华盖，肝七叶而形如甲折，三焦亦有叶可数，形可拟乎？五脏无不皆然。

经则起于关冲，终于丝竹，凡二十三穴，左右四十六穴，岂不有名无形，而行经于上、中、下乎？究其源，滥觞于宋儒，将高阳生一辟，庞安常倡其端而指其瑕，戴同父和其说而辨其谬。厥后一派名流，俱以耳读书而不以心读书，凡《脉诀》之本于《灵》《素》《难经》，微词奥旨，有难晓者，概归于高阳生之僭拟。高阳生阳受其贬，阴实受其褒。夫高阳生立七表、八里、九道之目，而遗数脉，其罪实无可逃。其余不过文不雅驯，荐绅先生难言之，而乃于词之晓畅者，亦谓高阳生杜撰，高阳生不应受如是之诬。学未深造而轻议古人，多见其不知量也。考三焦之功用，乃人身最关要之腑，如天地之三元总领五脏、六腑、营卫、经络之气，而为诸气之宗。以其资生于肾，与肾合气，肾为原气之正，三焦为原气之别，并命门而居，候脉者，亦候之右尺，可谓深知经脉者。余谓不然，上焦主内而不出，其治在膻中；中焦主腐熟水谷，其治在脐旁；下焦主出而不内，其治在脐下一寸。既平列上、中、下三焦，候脉自宜候寸、关、尺三部。

心包络辨

《灵兰秘典论》称心为君主，《二十五难》称包络为心主。盖心是有形之君，包络是无形之主。柱下吏云："常有欲以观其徼，常无欲以观其妙。"徼，如游徼之徼。中边洞彻，无所不周。唯朕兆甫萌，端倪乍露，乃能灼见其真，故必于常有时观之。妙，如元妙之妙。宇宙洪荒，无所不包，唯机关未启，意念未兴，始可洞观其质，故必于常无时观之。亦仿佛无名天地之始，有名万物之母之言。后世梁王对高祖曰："陛下应万物为有，体至理为无。"盖暗合此意耳是也。宋元《脉诀》，不知仿自何人，因包络动则喜笑不止，与十二官内膻中喜乐出焉相吻合，遂以包络即膻中。亦思膻中为臣使之官，君臣大义，名分森然，何以只知读下一句而不知读上一句乎？且将包络绘其图于简编，独不闻心主与三焦相表里，俱有名无形，何以能知著《脉诀》，而不知读《难经》乎？包络之经，虽起膻中，以无职统众职，尊卑原自攸分。心有形，心主无形，天下唯无形者，其用最神。所以君主无为，心主用事，空空洞洞之中，天至地，八万四千里，空空洞洞；人心至肾，八寸四分，空空洞洞。总视心主何如耳。心主泰然，志气日以清明，义理日以昭著。仰无所跼于天之高，俯无所踏于地之厚。率性而行，梦寐亦形其畅适，于以想见箪瓢陋巷之回、春风沂水之点焉。心主愦然，物欲莫辞其憧扰，精神莫定其从违。未尝临深，而若临渊将陨；未尝登高，而若登山将崩。任情而动，宴安亦露其张惶，于以想见困石据藜之象、嘿杀啴缓之音焉。余用是而知天地之道，其犹橐籥乎，无底曰橐，有窍曰籥，中间一窍，无人摸着，指心包络也。解悟此窍璇玑，立跻天仙地位。其候脉也，菩提本无树，明镜亦非台。《传灯录》："五祖宏忍大师欲求法嗣，令寺僧各述一偈，时有上座神秀者，众所宗仰，于壁上书曰：'身是菩提树，心如明镜台。时时勤拂拭，莫使惹尘埃。'六祖慧能，时为行者，闻之曰：'美则美矣，了则未了。'至夜潜书一偈于秀偈旁曰：'菩提本无树，明镜亦非台。本来无一物，何处惹尘埃。'五祖见之，嗣遂定。"有非《灵》《素》《难经》之所及者，请读无字之经。《梵典》南土遣使诣西竺取经，国王将经秘函给使者，还至中途，开视书中，并无一字，因复至西竺，国王笑曰："吾念南土至诚，不惮跋涉，故将上乘无字经给发，岂知只知读有字之经，不知读无字之经。"故南士所传，皆有字下乘经。

反关脉解

寸口为脉之大会，诊家于此候吉凶死生。间有脉不行于寸口，由肺列缺穴斜刺臂侧，入大肠阳溪穴而上食指者，名曰"反关"，非绝无仅有之脉也。人，一小天地也，盍观于天乎？日至为天之大经，七政为纬。七政，日月五星也。二十八宿，左转为经，七政右旋而行，为纬。周行于天而迟留伏逆，凌犯交食，五星与日三合会则迟；与日对冲或与日隔宫遇则留；与日同度则伏，逆亦在对冲隔宫。凡星不循常度，乱入次舍为凌犯。交食即日月蚀也。甘石氏古之掌天文之官，如《周礼》"冯相""保章"之类。可得而推之。若夫数应谪见，偏无侵蚀之愆；《礼记》："阳教不修，谪见于天，日为之食；阴教不修，谪见于天，月为之食。"食即相侵相蚀也。数应然而竟不然者，或有他善之举，以宥其小惩；或有悔祸之机，以俟其速改。抑势之巧中其偶耳。官设视祲，果验宿离之忒。《周礼》："视祲，掌十辉之法，以观妖祥，辨吉凶。"若阴阳襄为祲，赤乌成象，镌而横刺，监而抱珥，蔽而昼闇，蒙而光瞢，白虹弥贯，云气叙列，朝防日上，杂气可想。《月令》："宿离不贷"，宿星躔次，离星过舍，贷与忒同。设官如是，而天象果如是者，抑势之会逢其适耳。与夫景客孛彗，景星，德星也。太平之世，则景星见。又《史记·天官书》："天晴则景星见。客星无常次。"《汉书》："子陵与光武共卧，以足加帝腹。次日，太史奏客星犯御座。宇彗，妖星也。"《春秋》：昭十七年冬，有孛星人于大辰。注，孛，彗星也。《尔雅》："彗星为搀抢，注亦谓之孛。"又《汉书》文颖注："孛星光芒短，其光四出，蓬蓬孛孛也；彗星光芒长，参参如扫帚也。"二星似少异。征休征咎应时而见，则势之适然者。甘石氏虽能洞悉其微，而究莫能弥缝其阙，又不观于地乎，东向为水之大汇，决汝汉而排淮泗，顺弄性而导之，因其壅而疏之，禹之行其所无事也。至若弱水入于流沙，反为导水之始；黑水入于南海，实居东流之先，虽禹亦不能强之使东。但得安澜有庆，亦不必定归之于东矣。人得天地之气以生，脉会于寸口者，得天地之正者也；脉反其关者，得天地之偏者也。然偏也，非病也，均之得气以生也。其三部定位，与寸口无异。

天文地理，如数家珍，故说来耐人咀嚼。南坡居士评。

七表八里九道三余脉辨

浮、沉、迟、数，脉之纲领，《素问》《脉经》皆为正脉。《脉诀》立七表、八里、九道之目，而遗数脉，不辨而知其不可宗。然体裁既变乎古而明其谬，意义自当分析于今而折其衷。天地未辟，老阴、老阳用事；天地既辟，少阳、少阴用事。少阳之数七，七主天，天有七政，居地之表；少阴之数八，八主地，地有八极，《淮南子》："九州之外，乃有八寅；八寅之外，乃有八纮；八纮之外，乃有八极。"居天之里。阳常有余，阴常不足，天包乎地，男强于女；牡健于牝，雄矫于雌。经曰：能知七损八益，则足以治病者，此也。天地之数，始于一而终于九，故天有九天、九星、九道之名，九星即：贪狼、巨门、禄存、文曲、廉贞、武曲、破军、左辅、右弼。九道：青道二、白道二、赤道二、黑道二、合黄道而为九也。九天，《周子》："一为宗动天，二为恒星天，以下七政各一重天。"又《太元经》："一中天、二羡天、三从天、四更天、三睟天、六廓天、七减天、八沉天、九成天。”地则有九州、九野、九河之号。黄帝因天之象以画地之形，广轮错综，无少畸零。《易》曰："地道无成而代有终。"其是之谓乎？期三百有六，旬有六日，合气盈朔虚以置闰，而后岁功成焉。人一小天地也，七表以法天，八里以法地，九道以法天地之九数，补三脉以象归奇之闰。《脉诀》分类之义，想当然耳。今举为对待，配以阴阳，岂不显背乎《脉诀》！究之万物不离乎阴阳，一物不离乎阴阳，以阴阳该之，而七表、八里、九道、余三，无不寓于其中，以俟千秋百岁，自有论定之者。

七诊辨

《脉经》曰：七诊者，一静其心，存其神也；二忘外意，无思虑也；三均呼吸，定其气也；四轻指于皮肤之间，探其腑脉也；五稍重指于肌肉之际，取其胃气也；六再重指于骨上，取其脏脉也；七详察脉之往来也。据《脉经》所说，指临时言。以余诀之，用功不在临时，而在平时。平居一室之中，内以养己，恬静虚无，一存其神，二忘其虑，三均其呼吸，沉潜于脉理之场，从容于脉理之圃，将心所存之神，意所忘之虑，鼻所出入之呼吸，尽附指头。不以心所存之神为存，而以指所存之神为存；不以意所忘之虑为忘，而以指所忘之虑为忘；不以鼻所出入之呼吸为呼吸，而以指所出入之呼吸为呼吸。以之探脏腑，取胃气，察脉之往来，无论燕居闲暇，即造次之时，颠沛之际，得之于手，应之于心矣！盖手中有脉，而后可以诊他人之脉。若平时未及揣摩，徒事口耳之学，临时纵七诊分析，心中了了，指下难明。况医当仓卒，病值危急，又何以尽七诊之法，而一无遗漏也乎！

九候解

寸、关、尺为三部，一部各有浮、中、沉三候。轻手得之曰举，候浮脉也；重手取之曰按，候沉脉也；不轻不重，委曲求之曰寻，候中脉也。三而三之为九也。浮以候表，头面皮毛外感之病也；沉以候里，脏腑骨髓内伤之病也；中以候中。中者，无过不及，非表非里，至数从容，无病可议。古帝王传心之要，所为以一中括天地之道，而立斯人身心性命之宗者，此也。古人以之为心传，吾人亦以之征心得。盖中与和通，谓其和缓而不邻于躁也；中与庸近，谓其平庸而不涉于偏也。其见诸脉，胃气居中，则生机之应也。定之以中，而浮沉朗若观火，三部九候无不了然。

膻中解

两乳中间，气聚之海，名曰膻中，无经络而有其官。经曰："膻中者，臣使之官，喜乐出焉。"余读经文而穆然思、恍然悟，人自堕地以来，未逢笑口，先试啼声。知识甫开，端倪迸露，渐渐客气侵淫，而本来流动充满之气，无复中存。百岁光阴，总是牵愁之岁月；半生阅历，哪寻极乐之寰区。所以生、病、老、死、苦，不能脱其轮回矣。如是我闻，观自在菩萨，心平气和，理直气壮。慈灯普照，王勃《普慧寺碑》：

"宣佛镜于无方，演慈灯于已绝。"统五蕴以俱空；《涅槃经》："五蕴皆空。"即六人之类。智炬长明，梁简文帝《菩提树颂序》："智灯智炬之光，照虚空于莫限。"驭十方而胥静。唐太宗《圣教序》："弘济万品，典御十方。"破烦恼网以慧剑，《维摩经》："以智慧剑，破烦恼网。"生安稳想于化城。《法华经》："法华道师于险道中化作一城，疲极之众，生安稳想。"广大乾坤，逍遥世界；舒长日月，容纳须弥。《维摩诘经》："以须弥之高广，纳芥子中而不迫窄。"昆仑山西方曰须弥山。若夫情根不断，憾种难翻。荆棘丛中，无非苦戚；葛藟藤里，绝少安闲。鼻观瓮木樨之香，《罗湖野录》："黄鲁直从晦堂和尚游，时暑退凉生，秋香满院。晦堂曰：'闻木樨香乎？'公曰：'闻。'晦堂曰：'吾无隐乎尔。'公欣然领解。"心期迷梅子之熟。《传灯录》："大梅和尚曰：'任汝非心非佛，我只管即心即佛。'马祖曰：'梅子熟也。'"杏无妙叶，梁简文帝《元圃讲颂》："树葳蕤于妙叶。"那发空花梁昭明太子诗："意树发空花。"然则涤偏气于往来，高悬明镜；见上。涵元气于夙夜，永保灵犀义山诗："心有灵犀一点通。"云蕊函开，便为清福之地；月苗杯举，别有浩洞之天。陆龟蒙《道室诗》："月苗杯举有三洞，云蕊函开叩九章。"克效臣使之司，允称喜乐之国。

丹田解

脐下为丹田，有活见之处，而不可以分寸计。人之动气，根于两肾，生于丹田。气足内藏，鼻息微细；气虚上奔，鼻息喘促。无气有气，有气无气，以此为辨。而名为丹田者，则非医家所能通晓。余与梯云道人，姓谢，字际洛，新化人。甫八岁，病染狂，所言皆蓬莱海岛之事，十四岁方瘳。十五岁发蒙，越明年，游泮。一动一静，无不以圣贤自规。**了悟山人，**姓刘，讳宗因，字群占，号济南，邵阳人。天生一种慈祥恺恻之性，日以普渡众生为念。鬓发雪白，满面红光。梦觉道人游湘，寄书未至，预对家人白之。有"可知息息相通处，未见瑶函先见形"之句。**同考道于梅城雷公洞。**在城南九十里，洞窈而深，巨石摩霄塞口，一水冲破。梦觉道人循口壁凿开，为新邵通衢，约一里许。正居洞中间，傍溪献一大岩，生成考道之所。基砥而垲爽，顶锅而风藏。门面奇花异草，四时馥馥馥馥；壁脚方床圆几，百窍玲珑。不暑不寒，常在二八月天气；有炉有灶，包含亿万劫金光。**忽一朝，谢子微笑曰："吾今知脐下为丹田，乃藏丹之所也。昨宵漏永，宝鼎浓浓，**采药于坤炉，升于乾鼎。浓浓，药苗薰蒸之象。**光透帘帏。**精光彻透帘帏。**夺得金精一点，恍兮惚兮，活见于脐下矣。"余曰："水中之铅，经火一炼，化而为丹。些子机关，只可自知，余亦将有得，不堪持赠君。"**尔时刘子犹未悟也。谢子灵根凤植，仙骨珊珊，雅有逸鹤闲鸥之致，闻道独早，三人参究元理，得益于谢者居多，厥后刘亦勇于上进。**一痕晓月东方露，**坎戊，月精。晓月露者，药苗生也。**穷取生身未有时。**天地未有时，先有贞元会合之真气，而后有天地；生身未有时，先有贞元会合之真气，而后有生身。晓月露，追取先有之真气，归于生身。**其所得更有过于余与谢者。桃花凤有约，同泛武陵槎。**陶渊明《桃花源记》："武陵人，捕鱼为业。缘溪而行，忘路之远近。忽逢桃花林，夹岸数百步，中无杂树……行到源头，山有小口，仿佛若有光。舍船从口入……其中往来种作，男女衣裳，悉如外人，黄发垂髫，怡然自乐……自云先世避秦时乱，率妻子邑人来此绝境，不复出焉，遂与外人间隔。"

人迎气口解

左手关前一分为人迎，右手关前一分为气口。《脉经》曰："人迎紧盛伤于风寒，气口紧盛伤于饮食。"夫关前一分，即左右寸也。左寸本以候心，心非受风寒之所，而以为紧盛伤于风寒；右寸本以候肺，肺非积饮食之区，而以为紧盛伤于饮食。辗转思维，不得其解。乃今于天地运行而知之矣。天左旋，风寒为天之邪，人迎之而病，邪气胁逼，畏风恶寒，亦见于左之上部，地无旋。地之气右旋，人身之气亦从右始，是以右之上部不名寸口而名气口。一部各分天、地、人三候，上部之地属阳明胃经，主消纳五谷，内伤饮食亦先见于右之上部。以其本位而言，则曰心与肺；以其受邪而言，则曰人迎、气口。

冲阳太冲太溪解

人之两手为见脉之所，而不知两足尤为树脉之根。冲阳动脉在足跗上五寸陷中，属阳明胃经；太冲动脉在足大指本节后三寸陷中，属厥阴肝经；太溪动脉在足踝后跟骨间，属少阴肾经。病当危殆，寸、关、尺三部俱无，须向三脉诊之。如往来息均，尚有可生之路。试观小儿二三岁时，喜赤足，八岁好趋，十岁好走，阳气从下而生也；五十足渐畏冷，六十步履维艰，阳气从下而耗也。两足无脉，纵两手无恙，其命不能久留；两手无脉，而两足有脉，调治得宜，亦可挽转生机。一心应变，宏敷济众之仁；万象回春，允副好生之德。

卷二

男女尺脉异论

男女异质，尺脉攸分。卜寿夭于目前，温犀易辨；《晋书》："温峤过牛渚矶，深不可测，遂燃犀角照之。须臾见水族，奇形异状，或乘车马著赤衣者。峤至夜梦人谓曰：'与君幽明相隔，何苦乃尔。'"定荣枯于指下，秦镜难逃。《西京杂记》："秦始皇有方镜，照见心胆。"男脉尺藏，抱朴守真，德寿之孝；归神敛气，福禄之翁。若浮洪而短，其祸有不可胜言者。碌碌蓬庐，终日待株林之兔；《列子》："野人有遇一兔走触株林而死，辄拾以归，其后尝守株以待兔。"悠悠岁月，无路看长安之花。孟郊诗："春风得意马蹄疾，一日看尽长安花。"而且每多斯疾之呼，膏肓莫治；定有夫人之恸，命数难延。女脉尺盛，雅秀彬彬，芝香玉砌；精光炯炯，桃熟瑶池。若隐伏而微，其祸又不可胜言者。郊禖无灵，空履大人之迹；螟蛉有子，徒闻象我之声。而且狮子吼于河东，乞怜处士；《东坡集》："陈季常佞佛，妻柳氏性悍，客至尝闻诟声。东坡戏之曰：'龙邱居士亦可怜，谈空说法夜不眠，忽闻河东狮子吼，拄杖落手心茫然。'按：狮子吼，梵书名佛声震，小说自息，犹狮子吼，群兽皆藏。"犊车乘于洛邑，见戏相臣。《妒记》："洛中王导，妻曹夫人性妒，导惮之，乃别营馆居妾。夫人知之，率婢持刀寻讨，导恐，飞辔出门，左手攀车栏，右手提尘尾，以柄打牛。司徒蔡谟戏曰：'朝廷欲加公九锡。'导弗之觉，但谦退而已。谟曰：'不闻余物，唯有短辕、犊车、长柄尘尾。'导大怒。"

痨症脉数论

病症最苦者莫如痨。《脉经》注："脉数不治。"而未注明所以脉数，所以不可治之故。天一生水，天一奇数阳也，而生水则为阴矣。阴阳同宫，是一是二，解人当自分明。《难经》注："左肾以藏水，右肾以藏命门。"固为传写之讹；即方书谓"两肾一般无二样，中间一点是元阳"，亦是隔膜之谈。盖阴生于阳，阳藏于阴，诚有分之而无可分者。人自团地一声以来，有此水即隐此火，而穷通寿夭，皆决之于此。《入药镜》崔公希范著云："唯有水乡一味铅是也。"乾坤交媾罢，破乾为离，破坤为坎。铅为金丹之母，八石之祖，先天一点乾金，走入坎水中，化而为铅。由乾阳来，是为真火。水足而火之藏于水中者，韬光匿彩，而六脉得以平和；水虚而火之见于水中者，焕彩闪光，而六脉何能安静？水之包涵乎火，夫固有一滴之不可亏者。病而名痨，痨者，牢也，牢固难解之辞也。或曰取其劳苦、劳役、劳顿之义。吾则曰：劳字从火，相火一煽，君火随之而炽，二火争焰而痨焉。盖一勺之水，煎熬殆尽，火无所附丽，飞越于上，犯营则逼血妄行，克金则咳嗽不已，灼津液则饮食变为痰涎，蚀肌肉则形骸为之骨立。一身之内，纯是火为之猖獗，脉之所以数也；精竭神枯，脉之所以细而数也。夫性命之理，至为微妙。性藏于心，命藏于肾，命即指此火也。有水，火可引之归元；无水，火亦无所归宿。龙雷之火，潜于水中，得温暖则藏。水冷则火升，咽痛、唇裂、口渴、面赤，投以桂附，温其窟宅而招之，火自归乎原位。《本草》所以有此引火归原之语，世医不察，概施之无水并邪火之症。人之死于非命者，无冤可诉。揆厥由来，祸肇于《景岳》《医贯》《薛氏医案》诸书，流毒二百余年。天心仁爱斯民，亦有悔祸之机，自《慎疾刍言》《医学汇参》书出，而吴越之风息。自如是我闻唤醒世人书出，而燕赵之风息，唯荆楚何辜，此风犹自盛行。**直至焰消灰尽，命亦于此尽失。其可治乎？其不可治乎？唯愿同学君子，遇症之自内出者，稍见脉过其止，即以醇静甘寒之品养之，**百合、熟地、枇杷叶、梨汁、童便、麦冬、桑皮、地骨皮之类。经验加味地黄汤：熟地、淮药、枣皮、泽泻、茯苓、生地黄、麦冬、丹皮。百合固金汤：生地、熟地、百合、麦冬、芍药、秦归、贝母、元参、桔梗、甘草。**无使至于数焉，诚济世之慈航也。然则，问此火离乎本位，出没无端，隐显莫测，可确指其侨寓于何处乎？余应之曰：分明香在梅花上，寻到梅花香又无。**拈花示众。

南坡居士加批结语：将时行物生鱼跃鸢飞之理，经朱儒千言万语苦未分明者，一喘急脉论眼觑破，一口道破，奇事！快事！

余著是篇，殊触当日隐憾也。年十三应童子试，见赏宗工，曾拔前茅。旅馆风霜，归患水肿，误服桂附，几濒于危。忽江西来一老医，姓聂，名广达，以乳蒸黄连服之而愈。究中桂附伤，随即吐血、咳嗽、潮热等症作矣。一室之冲，调养五载，博采医书，折衷一是，唯日服甘寒之品，身体渐次复元，医亦稍得门径。本欲理吾旧业，以绍箕裘，而日夜求治者，接踵搅心，因将手泽度之高阁。迨寻五十年前梦，云散天空一道人。

噎膈反胃脉缓论

余得一缓字诀，以决病之死生吉凶。凡遇噎膈反胃，脉未有不缓者，其将何以决之？余用是三思焉。因其脉之缓，而知其脾无恙焉，肾无恙焉，心、肝、肺无恙焉。唯是一告之累，居于要地，遂积成莫疗之痼。即其脉以思其症，绳以理而溯其源。经曰：金木者，生成之终始；《河图》："天一生水，地二生火，即乾元大生，坤元广生之纲领，故水火之功用亦足以维系乎天象地舆。至土以五十居中，寄旺于四时。尤其彰明较著者，唯天三生甲木，地八乙成之，乃滋生之始事，所谓一生二，二生三，三生万物者，此也。地四生辛金，天九庚成之，乃集成之终事，所谓战乎乾、劳乎坎、成言乎艮者，此也。故木气司权，丰草绿缛而争茂，佳木葱茏而可悦，金气司权，草拂之而色变，木遭之而叶脱。"物之化，从乎生，物之成，从乎杀。生杀之机犹权衡之不可轻重也。人生百年，一大春秋耳。年当杖乡杖国，正值秋月之天，由是阳明之庚金，其气化为燥，由下冲上，冲于阑门、幽门，谓之反胃，朝食暮吐或隔宿方吐；冲于贲门谓之膈，即食即吐；冲于吸门谓之噎，食难下咽。燥之所冲，门遂为之枯槁，叶黄禾熟之候，纵日暄风动，露滋雨润，而欲转其青焉，抑已难矣。经曰"三阳结手阳明大肠、足太阳膀胱、手太阳小肠，谓之膈"，不独指阳明经。亦思三阳同居下位，岂有一阳结阳明金燥，而二阳不随而结者乎？膀胱与小肠之津液，随之而枯。所以吐沫、刺痛、羊粪，总由于燥结然耳。东垣通幽汤，秦归身、升麻、桃仁、红花、炙草一钱，生地、熟地五分。其理最为深邃，存其方可矣。丹溪禁辛燥，丁香、白蔻、砂仁、半夏、陈皮之类。虽其义极为晓畅，存其语可矣。若喻嘉言、李土才于是症，一则商其补脾补肾，未悟其脉；一则酌其下气坠。痰，未达其症。然则，此症无可治乎？曰：非也。年未登五十，燥非其时，或为醇酒所伤，或为煎熬所中，以润燥为主，牛羊乳、童便、芦根、韭菜汁、陈酒、茅根之类。经验方：酒大黄、桃仁、归尾，炼蜜为丸，茅根汁汤送下。兼用四子之书，多有得愈者。悟到秋来金恋木，翻然方见艳阳天。后天坎离用事，升居乾坤之位，于是八卦各易其位。震木居离火之位，震为苍龙，龙从火里出；兑金居坎水之位，兑为白虎，虎向水中生。龙跃虎腾，金木交并，木之欣欣向荣者，不畏金而反爱金，虽历夏而秋，常在春三、二月之天。

司马石渭中，端方正直，同砚两载，来往数十年如一日也。年近五旬，酷嗜浓味鱼腥，胸间隐隐作痛，食入即吐。人到知心，刻期取效，心转疑惑，觉古所传之方，一无可用，乃会丹溪之意，日服芦根汤而愈。游湘未悟，于今三年，是夜援笔成论，顿兴我以暮云春树之感。

体肥脉虚中症论

气为阳，血为阴。阴阳配偶不参差，五脏调和脉斯正。唯是体格丰隆，一线之微阳，不足以敌硕肤之阴躯。居恒服温补性味，殊觉相宜，寒凉性味，一滴逆口。由是气虚，是以脉虚耳。盖尝论之：气，无形者也；血，有形者也。有形者，全赖无形者为之运用，而后足得以行，手得以握，耳得以聪，目得以明，鼻得以闻其香臭，口得以知其五味。虽然，尤有进无形者能运有形，而不知更有无形者为之主宰，无形者方得宣布于四肢，充塞于五脏六腑。无形者何？真气是也。以其所运而言，曰真气；以其所居而言，曰谷神。《道德经》："谷神不死，是谓元牝；元牝之门，是为天地之根。"手足耳目口鼻，皆根窍于元牝；元窍一闭，耳非不孔窍玲珑，而不能听；目非不黑白分明，而不能视；鼻非不呼吸出入，而不闻香臭；口非不咀嚼珍蔬，而不知五味；手足非不血光红润，而不握不行。今为阴血所压，无形者馁矣；无形者馁，则有形者亦馁矣。古今卒中之症，大半患于体肥之人，职是故耳。方书所载中症，许多言说，徒事喧哗。一言以蔽之曰："气脱。"其卒然而毙者，真气脱也；其毙而复苏者，真气犹存。凡气一时不足以胜形体之任，其手足不用不仁者，元窍闭也。元窍闭，调治得宜，脉虚、脉芤、脉迟，经验方：黄芪、人参、焦术、附片、秦归、抚芎、苡米、姜枣引。脉洪、脉数、脉细，经验方：熟地、人参、枸杞、秦归、苡米、丹皮、麦冬、五味。如初中半身不遂，不省人事，筋急拘挛，口角㖞斜，语言謇涩，脉弦而数，则以风论，小续命汤：防风一钱二分，桂枝、麻黄、杏仁、川芎、白芍、人参、甘草、黄芩、防己八分，附片。轻者亦有痊愈，重者或苟延岁月。调治失宜，真气亦不能久留。知几之士见其体肥脉虚，时常培养元阳，经验方：附片、干姜、人参、黄芪、焦术、肉桂、秦归、炙草、姜枣引。鹿茸桂附丸：附片、肉桂、鹿茸、熟地、淮药、丹皮、枣皮、泽泻、茯苓。庶有裨焉。有形四大皆假合。潜确《内书》："四大，地、水、火、风也。地无坚性，水性不住，风性无碍，火假缘生。"《释典》："骨肉为地，涕唾津液为水，暖气为火，骨节转运为风。达者谓之幻身。古佛偈假借四大以为身。无形中有主人翁。"《性命圭旨》："主人翁，姓金，号元晶，自虚无中来，居杳冥之乡。"

　　岐伯曰："中风大法有四：一曰偏枯，半身不遂也；二曰风痱，身无疼痛，四肢不收也；三曰风懿，奄忽不知人也；四曰风痹，诸痹类风状也。"夫曰风痹，真风也。所谓偏枯、风痱、风懿者，以其舌强口懿，猝倒无知，形似乎风，因以风名。详究其义，实与风毫不相涉。就其症而言之，手撒，脾气绝矣；口开，心气绝矣；鼻鼾，肺气绝矣；目闭，肝气绝矣；遗溺，肾气绝矣。汗出如珠，发直如麻，面赤如妆，真阳鼓散于外矣。抉其精而穷其奥，总归宿于肾元。盖肾为性命之根，如只见一二经，尚未伤及于肾，急相其肾之水亏、火亏，培之补之，而受伤之脏，自复其初。朱丹溪以为痰则生火，火则生风，固属捕风捉影；李东垣以为本气自病，将风字涂抹，其于是症，亦似有得，究未窥其底蕴；河间以为将息失宜，心火暴甚，而著地黄引子，熟地、枣皮、巴戟、附片、肉桂、苁蓉、茯苓、麦冬、五味、石斛、菖蒲、远志。可谓抉出疾源矣。顾肾水火同宫，有痰涎上涌，水不足者；有面赤烦渴，火不足者。地黄引子仅足补其火，赵养葵又补明水不足者，用地黄汤滋其水。庶岐伯不言之蕴，得以阐明于世。治是症者，慎勿存一风字于胸中，斯得之矣。

喘急脉论

《脉经》曰："上气喘急候何经，手足温暖脉滑生。若得沉涩肢逆冷，必然归死命须倾。"试申论之，人之所赖以生者，元气、宗气，而其所以生者，则真气也。统一身而言，则为元气。元气充足，呼吸自循常度，如涉虚怯，阴阳之气乱矣。经曰："阴争于内，阳扰于外，魄汗未藏，四逆而起，起则熏肺，使人喘息。"体犹温暖，脉多虚滑，人参能回元气于无何有之乡，独参汤。经验方：黄芪一两，秦归三钱，姜枣引。喘息自止。据中焦而言，则为宗气，宗气转运升降，自无滞碍，

如沾痰滞，阳明之气郁矣。经曰："邪客于阳明之络，令人气满，胸中喘息。"体虽温暖，脉则弦滑法夏和胃而燥痰，

四七汤：人参、肉桂、法夏、炙草、姜枣引。喘急随除。至于先天一点真元之气，是为真气，至无而含至有，至虚而统至实。鼓荡于太虚者，雷也；而其所以默运乎鼓荡者，非雷也，真气也。吹嘘乎万物者，风也；而其所以驱使乎吹嘘者，非风也，真气也。外护于表，内行于里，周流一身者，气也；而所为主宰以周流者，非气也，真气也。释氏调气以悟空，调此气也；老氏炼气以归真，炼此气也；儒者养气以为圣为贤，养此气也。释氏谓之真如，钱起赠怀素诗："醉里得真如。"刘禹锡诗："心会真如不读经。"老氏谓之绵绵，《道德经》："绵绵若存。"儒者谓之浩然。其为气也，天地得之，万古不老；生人守之，寿算存。人靠而以酒为浆，以妄为常，醉以入房，真气散矣。真气散，一身之元气、宗气，以致营气、卫气、中气、胃气，一齐奔上，为喘为急，肢之所以逆冷，脉之所以沉涩也，而命有不倾焉者乎？彼水肿之喘，以水肿论；风寒之喘，以风寒论；哮症之喘，以哮症论；热病之喘，以热病论。经中言喘，层见迭出，各有其本，单言喘者，只有数条。撇开各症方言喘，寻到源头始见医。

非有大本领、大作用人，不能道其只字。南坡居士加批。

气鼓脉弦数论

医学中，刘、李、朱、张而下，瓣香敬祝者，汪子切庵，独于气鼓症，列之湿门中，殊不谓然，究其源，方书俱然，

不自轫庵始。余考其症，是气也，当列于气门。气以类而方明，病虽难而易治。夫气之功用，全赖脾土为之转运。气分有无气，土分有无形。脾属土，有形者也，有形之土运气。脾藏意，意亦属土，无形者也，无形之土运气。有形之土，以药补之；无形之土，以心养之。二者得兼，而土斯健矣。土旺而气乃周流四体，土衰而气遂停滞中州，贯注躯壳，充盈腠理，郁而为热，气鼓成焉。经曰"诸胀腹大，皆属于热"是也。其为症也，四肢日见瘦羸，肚腹日见胀满，任人揉按，痛痒不关。稍进糇粮，饱闷难受。脾愈虚，肝益肆其侮；气愈积，热益张其威。脉之弦且数，其所由来者，有明征矣。治是症者，当青筋未大见，脐心未大突，缺盆未大满之时，重用黄连，以解其热。清金以制肝盛，培土不受肝邪。经验方：人参、黄连、焦术、麦冬、青皮、肉桂、炙草。药固有维持之力，尤宜却咸味，断妄想，存神静虑，以养无形之土，不治气而气自宣通，多有得安者。其名不一，曰单胀，以其独胀于腹也；曰鼓胀，以其中空无物也；曰蛊胀，若虫食物而中空也；曰热胀，由热而胀也；曰气胀，由气而胀也。统名之曰气鼓。彼水胀、寒胀，列于湿门，宜也，原与此症毫不相涉。东垣一代伟人，中满分消丸，厚朴一两，枳实、黄连、黄芩、法夏五钱，陈皮、知母、泽泻三钱，茯苓、砂仁、干姜二钱，人参、白术、甘草、猪苓一钱，蒸饼为丸。亦尚未分晰也。

血症有不必诊脉有必须诊脉论

失血之症有四：从齿失者，曰齿衄；从鼻失者，曰鼻衄；从咽失者，曰呕血；从喉失者曰咳血、曰咯血、曰吐血、曰唾血。

失血则一，而轻重攸分。最轻者齿衄，足阳明胃脉循鼻入上齿，手阳明脉上颈贯颊入下齿，二经热盛，其循经之血从齿溢出。血路一通，即无热，亦时常而来，于体无伤，不必以药治者也。稍轻者鼻衄。凡经之上于头者皆下通于鼻，少阳之脉上抵头角，太阳之脉上额交巅，阳明之脉上至额颅。其血之循于经者，随气周流，走而不守，三经为热所逼，血即从鼻而漏。以童便引热下行，茅根清胃降火，其血立止。至于漏血过多而无休者，则不责之血热，而责之气虚。有形之血，一时所不能滋；几希之气，速当挽回，急用参芪补气以督血，经验方：黄芪一两、秦归三钱，姜枣引。补气以摄血，补气以生血。虽气息奄奄，亦可回生。彼伤寒鼻衄，名曰红汗，热随血解，不必止血，亦不必再发汗；瘟疫鼻衄，名曰外溃，毒从血减，不必止血，亦不必再议下。经络分明，见其症，即可以用其药也。稍重者呕血，则在胃腑矣。贮积日久，逆而上呕，多则盈盆盈碗，聚则成块成堆。或一月一呕，或间月一呕或周年一呕。未呕之先，郁闷难安；已呕之后，神清气爽，但得血路通利，有呕至耄耋而无伤者。以恐血阻吸门，急备方：用纸然刺鼻中，得嚏则通。登刻致毙，方书积案，从未有发明其义者。盖胃为五脏六腑之海，血易为之聚，人而饮食煎熬，停留瘀血，结成窠臼，久则相生相养，习以为常，如蚁之有穴，鱼之有渊，生生不已。补之，愈足以滋其党；凉之，徒足以塞其路。辗转图维，唯三七、郁金，以破负固之城；淮膝、大黄，以开下行之路。自拟方：三七、郁金、牛膝、大黄、归尾、桃仁、枳实，炼蜜为丸。扫除而荡涤之，庶有瘳焉。常见山居之民，采草药以治血，遇是症得愈者居多，草药之性，无非破血之品，有明征矣。最重者吐血、咳血、咯血、唾血。致病之衅，原不一端；发病之源，总归五脏。脏者，藏也，所以藏其血以养神、养魂、养魄、养意、养精与志也。心不生血，则神为之消散；脾不统血，则意为之㤞恍；肝肺不归血，则魂魄为之飘荡；肾不贮血，则精志为之桔亡。一滴之血，性命随之，全凭脉息以决吉凶。脉而虚弱，火犹未发，归脾汤，人参、白术、茯神、枣仁、龙眼肉、黄芪、秦归、远志、木香、炙草、姜枣引。养营汤，人参、白术、黄芪、炙草、陈皮、肉桂、秦归、熟地、五味、茯苓、远志、酒芍、姜枣引，俱能奏效。脉而洪数则内火炽矣，火愈炽而血愈亡，血愈亡而阴愈虚，故曰阳邪之甚，害必归阴。当此之时，寒凉适足以伐五脏之生气，温补又足以伤两肾之真阴，唯以甘寒滋其阴而养其阳，同痨伤论。血或归其位耳。又有一种，五脏为内寒所侵，血不安位而妄行者，脉虚而迟，非附子、干姜，不足以祛其寒而温其经，经验方：附片、干姜、黄芪、白术、秦归、炙草、建元、姜枣引。此百中仅见一二者。至于外寒犯乎五脏，扰血逆上者，脉浮而紧，唯麻黄人参芍药汤，桂枝五分、麻黄、黄芪、甘草、白芍一钱、人参、麦冬三钱，五味五粒，当归五分。可以攻其寒而安其血。此亦血症之常事，甚无足怪。所以五脏之血，必诊脉而后能决也。综而计之，譬诸军伍，齿衄、鼻衄，巡哨之士卒也；呕血，护卫之士卒也；咳、吐、咯、唾之血，则守营之士卒也。巡哨之士卒可失，即护卫之士卒可失，而守营之士卒，断不可失者也。经四十载之推求，而血症了解，阅千百人之性命，而血路敢详。

司马刘芹藻，忽患失血，气喘，脉虚而迟，重用附子、干姜、黄芪，立愈。由是留心医学，讲解《灵》《素》《难经》。

咳嗽脉论

　　痨症咳嗽，以痨为本，不在咳嗽论。其余咳嗽，但得病源缕晰，无脉不可以治。欲达病源，先分内外。外感咳嗽，专责于肺。风寒之来，先入皮毛。皮毛者，肺之合也。风寒郁于肺则咳嗽。肺窍得通，则咳嗽止焉，故古有"外感咳嗽则轻"之语。其脉浮而大，散之以葱白，通之以紫苏。参苏饮：人参、紫苏、干葛、前胡、法夏、茯苓、陈皮、甘草、枳壳、桔梗、木香、葱白。至于内伤，经曰："五脏皆令人咳，不独肺然也。"而要不离乎肺。其本经咳嗽也，金生在巳，形寒金冷，伤其生气，喘息有音，甚则唾血，其脉短而迟，补之以波蔻，温之以砂仁；经验方：人参、焦术、茯苓、法夏、陈皮、波蔻、砂仁、炙草，姜枣引。其心脏咳嗽也，火甚克金，喉中隐隐如梗状，甚则咽肿喉痹，其脉浮而洪，凉之以黄芩，泻之以山栀；经验方：生地、赤茯苓、山栀、生甘草、黄芩、桔梗、麦冬、灯心引。其脾脏咳嗽也，土不生金，阴阴痛引肩背，甚则不可动，其脉濡而弱，培之以黄芪，燥之以白术；经验方：人参、秦归、黄芪、焦术、法夏、陈皮、茯苓、炙草，大姜枣引。其肝脏咳嗽也，木燥火发，金被火伤，两胁下痛，甚则不可以转，其脉沉而弦，制之以鳖甲，和之以柴胡；熟地、鳖甲、秦归、柴胡、酒芍、炙草。其肾脏咳嗽也，火动水亏，金少水涵，腰背相引而痛，甚则咳涎，其脉沉而细，滋之以熟地，坚之以黄柏。知柏地黄汤：熟地、淮药、枣皮、知母、丹皮、泽泻、茯苓、黄柏。久咳不已，移于五腑，病则缠绵难愈，治法仍归五脏。彼无痰干咳，火郁于肺，一言尽之，升提肺气，甘桔汤：桔梗、甘草。生其津液，八仙长寿丹：熟地、淮药、枣皮、麦冬、泽泻、茯苓、丹皮、五味子。斯得之矣。据经分症，即症分脉，凭脉用药，夫固有历历不爽者。经曰："秋伤于湿，冬必咳嗽。"经之所言者，主气也，四之气土，正在秋初当权。喻嘉言以为湿字疑燥字之误，止知岁气之燥，而不知主气之湿。经曰"脾苦湿"，未闻心、肺、肝、肾苦湿。河间《咳嗽》之篇，以为湿在脾可也，而必分其湿在心、在肺、在肝、在肾何也？丹溪论咳嗽，有风，有寒，有痰，有火，有痨，有虚，有郁，有肺胀，庶乎近之。降至景岳，所论外感咳嗽，大半内伤之方居多，所谈内伤咳嗽，只知阴虚一语，虽所重者肾元，四脏亦在内伤之列，何以曾不之及？内伤外感四字，尚未解透耶。自内而出者，喜、怒、忧、思、悲、恐、惊及房劳、饮食所伤为内伤；自外而入者，风、寒、暑、湿、燥、火及瘟疫、痫病所感为外感。夫无痰不作咳，无嗽不有痰，一言咳嗽而痰在其中，《内经》所以有饮无痰，饮留肠胃，不咳不嗽者。自汉儒添一痰字，方书遂将咳嗽与痰，分为两门。究竟扯东拽西，两无分别，书之所以日益支离也。

论综唐宋元明，折衷岐伯，证分心、脾、肝、肾，统汇肺经，星布棋罗，灿然可观。

泄症脉论

《难经》训泄有五：胃泄，饮食不化；脾泄，腹胀呕吐；所谓大肠泄者，食已窘迫，可该脾泄论；所谓小肠泄者，便血腹痛；大瘕泄者，数至圊而不便，宜以痢门论。则泄止可言脾胃二经。诊其脉数，而邪之自外来者，属胃，其气化而为热，轻则黄连厚肠，佐以利水和胃之品，<small>经验方：焦术、茯苓、桂枝、黄连、泽泄、猪苓、车前、苡米。</small>至于完谷不化，则泄之甚者也，须芒硝、大黄<small>经验方：芒硝、大黄、银花、炙草，姜枣引。</small>涤其邪而泄自止；诊其脉迟，而虚之由内生者，属脾，其气积而为寒，轻则焦术和中，佐以燥湿补脾之味，<small>经验方：黄芪、白术、茯苓、莲肉、法夏、诃子、陈皮、苡米，姜枣引。</small>至于胀满呕逆，则泄之剧者也，必附片、干姜，<small>经验方：黄芪、附片、干姜、焦术、肉桂、莲肉、炙草，生姜大枣引。尝与道人分别是症，知其随手辄验者，有由来矣。</small>温其寒而泄乃除。夫泄，显而小者也，以其泄天妙趣而言，则水为先；<small>混沌之初，冲漠无朕，先天一团氤氲之气，降而为水，犹未见其昭著，渐至昭著而生火；犹未有其形质，渐有形质而生木；犹未至于坚实，渐至坚实而生金；土则随行而生。郭璞《葬经》："泄天妙趣水居先。"《河图》之数，天一生水。</small>以其承天时行而言，则土为重。<small>坤承天之施，奉以行之，时未至，不敢先时以立始；时既至，不敢后时以骧功，坤道之所以顺也。然载万物者坤，含万物者坤，非有坤以承天，则天亦将虚于所施。故曰厚德至静，无成有终，可知配天之功用者唯坤土独也。正许氏《说文》："重字从土，是以土为重之义。"</small>脾为己土，胃为戊土，一动一静，一阴一阳，互相为用，所以十二宫中，各司一职，独脾胃统司仓廪之官。以其物之资始而论，唯恃动气；<small>战乎乾，战即鼓荡之意，谓资始也。杨子云："太初者，气之始；太素者，质之始。"禀乾之始，出而为动。</small>以其物之资生而论，全仗谷气。<small>致役于坤，役即孳字之意，谓资生也。《淮南子》云："毛虫则横生，倮虫则纵生。"萃坤之生，养而归谷。</small>脾主消谷，胃主纳谷，一表一里，一刚一柔，还相为质。所以五行宝内，但养一脏，唯脾胃实养性命之宝。至哉坤元，厥唯脾胃。拟七斗以摩霄，<small>上顶心，心有七窍。</small>高悬西北；断六鳌以立极，下临六腑。美尽东南。富媪《汉书》：后土富媪。敷文，宅中叶裳元之吉；媒婆方书：脾为媒婆。践约，婚媾迨冰至之辰。卜操柄之有归，《说卦传》："坤为柄。"应差竖亥；《史记·天官书》："竖亥步经，大章行纬。"占括囊之无咎，稳塞夷庚。《左传》："以塞夷庚。"谓要道也。象推啬啬，义取含章，后得无患乎。先迷方外，必根诸直内。以故胃与脾合，马之所以称牝也；脾与胃分，龙之所以战野也。调理得宜，百体从兹而安；调理失宜，百病从兹而起。夫泄，显而小者也。

　　即泄症一端，以阐明脾胃全理，分疏合写，经经纬史，无义不搜，允称天造地设，可补东垣《脾胃论》一篇。南坡居士评。

水肿脉浮大沉细论

　　《脉经》曰："水肿之脉，浮大易愈，沉细难痊。"余谓医不细揣脉与症，斯已难矣。果脉清症确，浮大固可十全，沉细未必难痊。余少时曾患水肿而回生者，欲知水肿幽明路，说法何妨我现身。人生饮入于胃，气化之妙，全凭脾、肺、肾三经。脾专运用之职，肺擅通调之官，肾司熏蒸之用，而后云兴雨施，渗入膀胱。三经失权，其气不化，蓄诸中州，横流四肢，泛溢皮肤，一身之中，无非水为之灌注矣。以其脉之沉细者言之，脉而沉细，病愈深而侵入脏矣，即脉之沉细，分症之阴阳。其为阴水肿也，形寒伤肺，湿寒侵脾，虚寒埋肾，大便溏泻，小便清利，脉则沉细而迟。补土以温金，实脾汤焦术、茯苓、炙草、厚朴、肉桂、草蔻、木瓜、木香、附片、干姜、大枣引，实开斯世之福；壮水兼补火，肾气汤熟地、茯苓、山药、丹皮、枣皮、淮膝、车前子、附子、肉桂、泽泻能挽造化之穷。其为阳水肿也，火盛克金，热郁侮土，燥过枯水，大便坚硬，小便黄赤，脉则沉细而数。石膏友麦冬，经验方：石膏、麦冬、粳米、炙草、大枣、生姜。本草中足称治水之橇；《史记·夏纪》："禹治水，泥行乘橇，山行乘樏。"橇，履器之有齿者，今之木屐仿之。黄连伴黄柏，经验方：黄连、苡米、黄柏、车前、肉桂、知母、炙草。医方内大是分水之犀。《抱朴子》：犀角一尺以上者，刻为鱼形，衔以入水，水即分开。余尝阅是症，阴阳俱厥，有令人不可测度。阳水之厥，更有十倍于阴水者。阴水误以阳治，先或声哑而死；阳水误以阴治，定是吐血而亡。至于脉之浮大，邪犹在表，病之最浅者也。水蓄膀胱，五皮饮五加皮、地骨皮、茯苓皮、大腹皮、生姜皮，可洁清净之府；水行肌表，越婢汤，石膏八钱，麻黄六钱，大枣一二枚，炙草三钱，生姜三钱，足开鬼门之关。其朝宽暮急、暮宽朝急者，水随气之升降也，何必曰阴虚阳亏；上气喘促、夜卧难安者，水淫肺之叶孔也，何必曰子胎母宫。曰风水，曰石水，曰皮水，多其水名；曰湿肿，曰血肿，曰风肿，总是水肿。揣摩脉症，辨别脏腑，沉细浮大，有何难易之分？酌理准情，无非从前所有之语；披肝沥胆，尽是劫后余生之言。其余是症，煞吃苦辛矣。愁成白发三千丈，历尽洪涛十八滩。

人但知浮大为阳，沉细为阴，而不知沉细中有迟数，即有阴阳。治之之法，相去甚悬。世之患是症者，多为药饵所误，惜不早得是而读之也。南坡居士加批。

偏正头痛不问脉论

医有不知其病而不能治者，亦有明知其病而不能治者，有莫解其病而莫能疗者，亦有了解其病而仍莫能疗者。与哮痫相颉颃而深藏之固，更甚于哮痫者，正头风一症。或数日一发，或数月一发。其发也，突如其来，不因邪触；其止也，诎然而止，非藉药医。揣其痛之根，不越风毒之客于髓海焉；六经皆有头痛，三阳之经上于头，随其经而医之，药到而痛自除。痛居经络不到之处，羌活、防风，无所施其勇；升麻、干葛，无所竭其力；柴胡、黄芩不能消其事而逐其邪。三阴亦令人头痛，或痰壅于胸膈太阴；或气逆于脑顶少阴；或冷逼乎督脉厥阴。而痛不关于痰气与风，南星、半夏，燥其痰；麻黄、附片，温其经；吴萸、干姜去其寒。燥者自燥，温者自温，去者自去，而痛者自痛也。本草胪陈，空对神农而数典；方书案积，莫向仲景而问津。抑又闻之剑阁之危险，四面拒敌，而偏以缒入之；邓艾破蜀至阴平，山势险绝，军士不得过，以缒入之。逼阳之深固，万夫莫当，而偏以老克之。《左传》："逼阳城小而固，晋荀偃、士匄伐逼阳，久于逼阳，请于荀莹曰：'水潦将降，惧不能归，请班师。'荀莹曰：'牵帅老夫以至于此，七日不克，必尔乎取之。'五月庚寅，荀偃、士匄帅卒攻逼阳，亲受矢石，甲午灭之。"阅方书，鼻渊称为脑漏。脑，可漏之出，亦可注之入。以口服药而经不通者，以鼻注药而窍自通。在拣其解毒去风性味之平正者，淡淡，白菊、陈茶煎汤冷注。一方，皂角、细辛，研细末，吹鼻得嚏则解。而痛自渐渐减矣。以鼻代口，休防郢人之垩；《庄子》："郢人鼻端有垩，使匠石斫之，

· 48 ·

匠石运斤成风，垩去而鼻不伤，郢人立不改容。"追风拔毒，何假华佗之刀。华佗字元化，汉末沛国谯人。通五经，精方脉，能刳骨疗疾，为外科之祖。有《青囊》书，惜乎无存。然此法肇自前人莱菔汁注鼻之方，特取而变化之者。至于偏头风痛，丹溪以为左属风、属火，多血虚；右属热、属痰，多气虚，用之未必大验。究其根，亦是风毒傍于脑海之旁，病之去路，多从目出而解。同邑石光南所传淡婆婆一方，淡婆婆根为君，天麻、京子为臣，川芎、白芷为佐，菊花、当归、木贼为使，黑豆百粒为引。初起者用之屡效，殊不可解，录之以备急用。一种手三阳之脉受风寒，伏留而不去者，名厥头痛；入连在脑者，名真头痛。其受邪与正头风无异，而其来也速，其死也速，更有甚于偏正头风者，古无救方，质诸海内名公，不知家亦藏有秘方否？

绝处逢生，识高于顶。南坡居士加批。

石光南家累千金，广为结纳，高人异士，过其地者，辄馆于书斋，所得多医书未传之秘方。淡婆婆，又名淡亲家母，未考其性，但尝其味，亦属平淡，草药肆购之。

心气痛脉论

古传心痛有九，循其名而责其实，纤毫难混。

一曰虫 凡痛脉多伏，今反洪数者，虫也。厥名曰蛔，长寸许，首尾通红，踞于心窝子，吮血吸精，伤心之患，莫惨于是。以雄黄、槟榔、白矾为丸，杀之而痛自除。

二曰疰 疰者，自上注下也，令人沉沉默默，心中隐隐作痛，甚有疰至灭门户而莫名其病者。脉则乍短乍长，乍涩乍细，非寻常药饵所能疗，唯苏合丸、麝香、沉香、丁香、檀香、香附、荜茇、白术、诃子、朱砂、青木香、乌犀角各二两，薰陆香、龙脑各一两，安息香二两，另为末，用无灰酒熬膏，上为末，用安息香膏加炼蜜为丸，每两十丸，蜡包裹，温水化服阿魏膏，楂肉、胆星、法夏、麦芽、神曲、黄连、连翘、阿魏、栝楼仁、贝母、风化硝、枯碱、萝卜子、胡黄连，上为末，姜汤浸，蒸饼为丸。相其本体之强弱寒热，体强而热，阿魏丸；体弱而寒，苏合丸庶可以治。

三曰风 风得火而益炽，火得风而愈威。风而入于心，则痛之猝者也。其脉浮紧而数，以白菊、白矾为君，侯氏黑风散白菊五钱，白矾钱半，防风、白术、桔梗八分，人参、茯苓、秦归、川芎、干姜、细辛、牡蛎三分，共为末，温酒调。可采也。

四曰悸 有触而惊曰惊，无触而惊曰悸，悸而至于痛，则悸之甚者也。其脉虚而滑，加乳香、没药为使，李氏养心汤黄芪、茯苓、秦归、川芎、法夏、甘草、柏子仁、枣仁、远志、五味、人参、肉桂、乳香、没药、姜枣引。

五曰食 食入于胃，停滞未化，攻冲作痛，其脉短而涩，平胃散苍术、厚朴、陈皮、炙草洵为对症之方。

六曰饮 饮入于胃，攻注无常，激射作痛，其脉濡而迟，五苓散猪苓、茯苓、焦术、泽泻、肉桂实为导水之剂。

七曰冷 寒气犯于绛宫，脉则或迟或结，吴萸、川椒、砂仁、木香，止痛，何难共证。经验方：木香、砂仁、肉桂等分，共研细末，每服五分。

八曰热 火气郁于胸膈，脉则或数或促，生地、栀子、黄连、苦楝，除痛药，确有明文。经验方：黑栀仁一两，干姜一钱五分，炙草一钱五分。

九曰去来痛 经脉周流，有碍则痛，过其所碍而旋止，巡至所碍而复发。气充血足，何碍之有，不必诊脉，补之可也。

经验方：黄芪、焦术、肉桂、秦归、法夏、陈皮、茯苓、炙草，姜枣引。

顾同是心气痛也，以虫之伤人最酷者，居首；以疰之伤人最隐者，居二；以风之伤人最速者，居三；以悸之介在可以伤，可以无伤者，居四；以饮食之不轻伤人者，居五六；以寒、热之恒有者，居七八；以去来痛之人皆知而能治者，居九。想古人位置之宜，亦大费踌躇矣。

然名则列之有九，而义实本之于经。曰虫痛者，经言蛟蛔心腹痛也；曰疰痛者，如飞尸、遁尸之类也；曰风痛者，经言肝心痛也；曰悸痛者，手少阴之脉，起于心中也；曰食痛、饮痛者，足太阴之脉，其支上膈注心中也；曰冷痛者，寒气客于背腧，注于心也；曰热痛者，寒气客于经脉，与热相搏也；曰去来痛者，经言气不宣通也。要皆非真心痛也。若真心痛，手足冷至节，旦发夕死，夕发朝亡。彼医家所传之方，大半言止冷痛；本草所注之性，间有止热痛之语。夫冷热之痛，病之最浅而最易辨者，诸书尚且聚讼，何况痛之至隐而至僻者乎。领会《灵》《素》微词，才是医家学问；变化本草训语，方知用药权衡。

寻源达委，确乎不磨，是谓心心相印。南坡居士评。

腰痛脉论

《脉要精微论》曰："腰者，肾之府，转移不能，肾将惫矣。"《经脉篇》曰："足少阴之别，名曰大钟，实则闭癃，虚则腰痛。"《刺腰痛篇》曰："足太阳脉，令人腰痛。"
《刺疟论》曰："足太阳之疟，令人腰痛。"细考《内景传
图》，腰为肾经所居之地，膀胱经所过之区，腰痛只此二经。
彼足厥阴、足阳明、足少阳经，本不行腰，而言腰痛者，牵
引而痛也。方书所辨，未尝分别其经；世医所治，只及肾虚
一语。夫肾与膀胱，一表一里，邪之自外来者，尽属太阳之
腑，痛之自内生者，总归少阴一经。诊其脉之沉细者，而知
其痛在少阴焉。时痛时止者，房劳耗其精也。熟地、淮药、枣皮、
泽泻、粉丹、茯苓、杜仲、牛膝。枕衾灿烂，心迷解语之花；唐《天
宝遗事》："太液池千叶莲盛开，帝与妃子共赏，谓左右曰：'争似此解语
花。'"云雨苍茫，神醉游仙之梦。《高唐赋》："昔者，先王尝游
高唐，怠而昼寝，梦见一妇人曰：'妾巫山之女也，为高唐之客，闻君游高唐，
愿荐枕席。'"时痛时热者，浓味熬其水也。熟地、淮药、枣皮、茯
苓、泽泻、月皮、黄柏、知母。山笋湖蒲，总无下箸之处；《晋书》：
"何曾日食万钱，对案尚无下箸处。"脍鲤炰鳖，翻为适口之资。痛
著不移者，闪挫竭其力也。经验方：熟地、丹皮、秦归、杜仲、续断、
淮膝、桃仁。重举千钧，自诩扛鼎之力；《汉书》："项羽力能扛鼎。"
奇经百验，空传刮骨之文。见华佗注。填骨髓而补真阴，为少
阴之主药，厥唯地黄，调和补泻，燮理阴阳，实为护国之臣。
诊其脉之浮紧者，而知其痛在太阳焉。刺痛背肉者，风淫于
肾俞穴也。经验方：麻黄、独活、细辛、防风、秦归、酒芍、生地。伛
偻而行，偏铭考父之鼎；《左传》正考父之鼎铭曰："一命而伛，再命
而偻，三命而俯，循墙而走。"佝偻在望，也承丈人之蜩。《庄子》：
"仲尼适楚，出于林中，见佝偻者，承蜩犹掇之也，顾谓弟子曰：'用志不分，
乃凝于神，其佝偻丈人之谓乎。'"注：佝偻，曲背；承蜩，以竿粘蜩。郁

痛畏冷者，寒客于气海俞也。经验方：麻黄、附子、细辛、秦归、炙草。闲坐凄凉，滥厕楚宫之女；楚王爱细腰，宫女多有不食以求瘦其腰者。幽居滓冷，空披齐国之纨。梁简文帝启鲁缟齐纨，藉新香而受彩。梁元帝谢赍锦，启鲜洁齐纨，声高赵縠。痛重难移者，湿着于藏精所也。经验方：麻黄、苍术、杜仲、淮膝、焦术、秦归、茯苓、苡米、炙草。举止维艰，已作支离之态；《庄子》："支离疏者，颐隐于齐脐，肩高于项，会撮指天，五管在上，两髀在胁。"注：支离，驼子；人名；会撮，发髻。屈伸莫遂，且无辗转之嫌。调血脉而通关窍，为太阳之主药，实为麻黄，驱逐客邪，通行经络，允推先锋之将。少阴不轻痛，太阳之痛居多，所以《内经》麻黄之症特详。今人所治，动曰地黄症，盍取《内经》而细玩之也乎？

　　内伤外感，稳识病源，而内钦元老，外冠先锋，相助为理，足以立起沉疴。南坡居士批。

脚气痛脉论

　　诸痛忌补，脚气痛尤甚。名曰壅疾，壅者，湿气堵截经络之谓，顾其名可以思其义。有为寒湿壅者，人迹板桥温庭筠诗："鸡声茅店月，人迹板桥霜。"身历冰霜之惨；江深草阁杜甫诗："五月江深草阁寒。"泥多滑挞之侵。冷凄之气，下注为湿，浸淫筋骨，昼夜憎寒作痛，其脉濡而迟。非苍术、加皮，不足以燥劳筋之湿；非干姜、附子，不足以祛切骨之寒经验方：苍术、加皮、羌活、防风、防己、附片、干姜、秦归、苡米、木瓜、炙草、大枣。有为湿热壅者，餐瓜嗜果，唯贪口腹之甘；旨酒佳肴，不顾肺肠之腐。薰蒸之气，下流为湿，煎熬阴血，临夜发热而痛，其脉濡而数。

唯淮通、苏梗，庶可以疏闭塞之经；唯黄柏、麦冬，庶可以清蕴隆之热。经验方：淮通、苏梗、黄柏、麦冬、生赤皮、秦归、羌活、防风、苡米、木瓜、炙草。有为风湿壅者，湿郁为热，热则生风。其痛也，走注无常，辄肆其毒，中于踝，肿则载涂若跣；《书·说命》："若跣，弗视地，厥足用伤。"中于胫，伸则刲痛如刀；中于膝，形则盖大如鹤。其脉濡浮而数。必也大黄、芒硝退其火，而风斯息；防风、羌活散其风，而湿乃除。经验方：大黄、芒硝、羌活、防风、秦归、生地、牛膝、淮通、炙草，姜枣引。斯三者，本非废疾，而多致成废疾者，补误之也。跛倚以为容，《礼记》："有司跛倚以临祭。"许多书斋秀士，蹒跚不自便，《史记》："子苦蹒跚。"言足欲进而趑趄也。偏及绣阁名姝。究其受害之由，无非流俗所尚温补，医者之所为也。外有一种蹜缩枯细、不肿而痛，名曰干脚气痛，有润血清燥之方。又有一种足跟作痛，燉肿而红，名曰阴虚脚痛，有补肾养营之剂。验其症，或肿或痛；审其脉，为涩为细。可考而知，与湿有大不相侔者。治是症者，勿藉口斯二症而任意补之也可。

从壅疾发挥，使寒湿、热湿、风湿三症尽情刻露，如数掌上罗纹，是之谓对证发药。南坡居士评。

消渴从脉分症论

经曰："二阳结，足阳明胃，手阳明大肠。谓之消。"同一结也，而气分、血分判焉。病在气分则渴，病在血分则不渴。消渴以渴为主而判气血，血分亦有渴者。气分结者，病发于阳；血分结者，病发于阴。二症相反，如同冰炭。其发于阳也，阳明被火煎熬，时引冷水自救，脉浮洪而数；其发于阴也，阳明无水涵濡，时引热水自救，脉沉弱而迟。发于阳者，石膏、黄连，可以折狂妄之火，<small>石膏、知母、炙草、黄连、粳米，人所共知</small>；发于阴者，其理最为微妙，非三折其肱，殊难领会。人之灌溉一身，全赖两肾中之水火，<small>津液发源于华池，涌于廉泉，为甘露、为琼浆，以养百骸。华池，两肾中先天之祖窍，水火朕兆处。廉泉，舌下一穴名。</small>犹之甑乘于釜，釜中水足，釜底火盛，而甑自水气交流，倘水涸火熄，而甑反干枯缝裂，血分之渴，作如是观。当此舌黑肠枯之时，非重用熟地，不足以滋其水；非重用附桂，不足以益其火。<small>八味汤：肉桂、附子、熟地、山药、枣皮、泽泻、丹皮、茯苓。</small>火炽水腾，而渴自止。余尝治是症，发于阳者，十居二三，发于阴者，十居七八，用桂附多至数斤而愈者。彼本草所注，无非治气分之品，而治血分之药性，不注于本草，方实始于仲景，至喻嘉言而昌明其说。上消如是，中下消可类推矣。<small>胃热多食善饥为中消，肾热渴而小便有膏为下消。治法仍分气血。下消小便甜者难治，水生于甘而死于咸，小便本咸而反甘，是脾气下陷肾中，土克水而生气泄也。</small>昔汉武帝患是症，仲景进桂附八味汤，服之而愈，因赐相如服之不效。或曰相如之渴，发于气分。或曰相如为房劳所伤，非草木之精华所能疗。武帝不赐方而赐以金茎露一杯。<small>《三辅故事》："武帝建柏梁台，高五十丈，以铜柱置仙人掌擎玉盘，以承云表之露，和玉屑服之，以求仙也。"李商隐诗："侍臣不及相如渴，特赐金茎露一杯。"</small>庶几愈焉，未可知也。

呕吐脉论

呕吐之症，一曰寒，一曰热，一曰虚。寒则脉迟，热则脉数，虚则脉虚，即其脉可以分其症。最易治者，寒。阳明为消磨五谷之所，喜温而恶寒，一自寒犯于内，两相龃龉，食入即吐，不食亦呕。彼法夏、丁香、白蔻、砂仁，本草所注一派止呕定吐之品，非不神效，不如一碗生姜汤，而其效更速者，经所谓寒气客于肠胃，厥逆上出，故痛而呕是也。最误治者，热。寒凉燥烈之性，功过参半焉者也。丹溪滋肾水而清湿热，原补前贤所未备，乃效颦者肆行寒凉，人之死于寒凉者，非丹溪之罪，实不善读书者之罪。有明诸儒救寒凉之弊，多为过激之言，二百年中，寒凉之风，一变为燥烈之火，人之死于燥烈者，十倍于寒凉。遇是症，彼曰宜热，此曰宜热，且曰某书，凿凿有凭，又安知症属热乎哉？寒之不已，郁而为热，医不知其热，仍以辛热治其寒，愈呕愈热，愈热愈吐，彼麦冬、芦根，止呕定吐，书有明文，尚不知用，何况石膏之大凉大寒乎？经验方：石膏、麦冬、粳米、炙草。不知石膏为止呕定吐之上品，《本草》未注其性，《内经》实有其文。经曰"诸逆上冲，皆属于火，诸呕吐酸，暴注下迫，皆属于热"是也。最好治者，虚。不专责之胃，而兼责之脾，脾具坤静之德，而有乾健之运。虚难转输，逆而呕吐，调理脾胃，乃医家之长策，理中汤、人参、焦术、干姜、附子、炙草、大枣六君子汤，人参、焦术、法半夏、茯苓、陈皮、炙草皆能奏效。经曰：足太阴之脉，挟咽连舌本，是动则病舌本强，食则呕是也。夫呕吐，病之最浅者也，噎膈，病之至深者也，极为易辨。呕吐，其来也猝；噎膈，其来也缓。呕吐，得食则吐，不食亦有欲呕之状；噎膈，食入方吐，不食不呕。呕吐，或寒或热或虚，外见寒热与虚之形；噎膈，不食亦与平人一般。呕吐不论年之老幼；噎膈多得之老人。呕吐，脉有迟、有数、有虚；噎膈，脉缓。方书所论呕吐，牵扯噎膈之文，噎膈半是呕吐之方，有何疑似之难辨而茫无定见也。昔在湘中，壶碟会友，一老医曰："吾治噎膈，得愈数人。"核其药，曰附子理中汤，考其症，乃脾虚之呕吐者。又一老医曰："吾治噎膈，得愈数人。"核其药，曰黄连法夏汤，考其症，乃胃热之呕吐者。谚云："药能医假病，人多得假名。"其即二老之谓欤！至于老人气鲠，时常呕吐，不可概以呕吐论，亦不可遽以噎膈论。盖津少气虚，难以传送，古人刻鸠于杖，祝其无噎者，此也。孕妇呕吐，法夏不犯禁例，且能安胎，《准绳》已详言之。更有妇人，天癸来时，为风寒所袭，传送肺经，血凝于肺，食入即呕，一载有余，医家以寻常治呕吐之法治之，或寒或热，俱不见效，只以桔梗、红花诸药，去瘀生新，数剂而愈，此又不可不知也。

痿症不从脉论

《内经》痿论与痹论、风论，分为三篇，病原不同，治法亦异。方书多杂见于风痹论中，将经文混淆，后学迷离莫辨。按四体纵弛曰痿，经曰："肺热叶焦，则皮毛虚竭急薄，著则生痿躄。"又曰："带脉不引，故足不用。"经之所言者，止痿于足耳，而分筋、肉、骨、脉痿。道人治之而愈者，则不止于足，而有头痿、腰痿、手痿、一身俱痿。其论形体枯泽亦与经论稍有差池，而其治法，仍不外乎经义，不过于竭燥活血队中，少加桂为之向导。篇中所论，以所见言。与风相近而实相远。

不仁不用，究非瘓非瘫；《正字通》："瘫瘓，四体麻痹，筋脉拘急。"按诸医书，发于左为瘫，发于右为瘓，男多发左，女多发右。不痛不肿，实非瘓非疯。筋急而缩为瘓，筋弛而缓为疯，伸缩不已为瘓疯。按：疯，弛之疯，外见风痣。有即发即愈者，有历一二日方愈而复发者，有周年半载而不愈者。语言依然爽朗，神气依然清明，饮食形体依然不变不减，令医有莫知所适从者。考本草所注，黄柏、苍术为治瘘之要药，医多不解，不敢轻用，而以为脾主四肢，纯以补脾温脾之品治之，致瘘成终身者比比矣。间亦有幸用而获效者，第知病之愈而不知病之所以愈，读《内经》而恍然焉。经曰："治瘘独取阳明。"阳明主润宗筋，为湿热所伤，宗筋不润，弛而不能束骨，发而为瘘。苍术陡健阳明经，黄柏清热而坚骨，药到病除，而后叹古人，名为二妙，实有妙不可言者。夫病源不清，见其方而不敢用其药；病源既清，推其类可以尽其余。麦冬能治瘘者，经验方：麦冬，粳米煮粥。湿热蒸肺，肺叶焦而难以宣布；干地黄能治瘘者，经验方：干地黄四两，黄柏一两，知母一两，肉桂一钱，炼蜜为丸。湿热伤血，血脉涸而不能养筋。本草所注，可以清热而凉血者，皆可以治瘘也。病自我识，方自我立。书传古方，为后人之法程。明君臣之义，补泻之理，非谓即以其方治病，南北之水土不同，古今之时势不同，年齿之老幼不同，冬夏之寒燠不同，赋禀之厚薄不同，气质之清浊不同，境遇之顺逆不同，是在为医者运用之妙，存乎一心，有是症必有是方。即不用黄柏、苍术可，即倍黄柏、苍术亦可。其或兼风、兼痹、兼虚，杂用治风、治痹、补虚，有何不可？至于脉，置之勿论可也。

风痹脉论

病有明医能治，草医能治，而大医不能治者，风痹也。痹者，闭也，谓兼寒湿闭塞经络而痛也。《内经》所以有风胜、寒胜、湿胜之分，而有行痹、痛痹、着痹之语。诊其脉浮紧而弦，要归于风，病发肝经，殃及肢体。中于骨则伸而不屈，中于筋则屈而不伸，中于血则凝涩而不流通。治之之法，羌活、防风疏其风；紫苏、青皮行其滞；加皮、黄柏坚其骨；苡米、木瓜舒其筋；苍术、防己燥其湿；松节、茄根散其寒；人参、白术补其气；生地、秦归活其血。有杂合之症，斯有杂合之方。经验方：羌活、防风、石膏、侧柏叶、黄松节、苡米、木瓜、秦归、炙草、生地黄。倘郁而为热，脉数无伦，又当大泄其热；闭而积寒，脉迟不来，又当重温其经。所谓明医者，黑籍除名，丹经注字，儒、释、道心归一贯，天、地、人理统三才，名山考道，面壁九年，胜地栖身，足濯万里。其于是症，外有以烛照五运六气之淫邪，内有以洞鉴五脏六腑之亢害。用风药为君，有用至数斤而愈者；用大黄泄热，有用至数斤而愈者；用附子温经，有用至数斤而愈者。大医见之而咋舌，草医见之而倾心也。草医何以敢与明医抗衡哉？是症经验之方，有用之一世者，有用之二世者，有用之三世者，奇货可居，匪伊朝夕矣。采药于深山，虎穴《汉书》班超曰："不入虎穴，焉得虎子。"蚕丛，《成都记》："蚕丛氏，蜀君也。"李白诗："见说蚕丛路，崎岖不易行。"不辞登陟；教子于密室，鸦涂卢仝诗："忽来案上翻墨汁，涂抹满书如老鸦。"蚓迹，唐太宗《王羲之传》论萧子云，擅名江表，然无丈夫气，行行若萦春蚓，字字如绾秋蛇。大费踌躇。购米市盐，信是传家之宝；

枕流漱石晋孙楚欲隐居，误云“枕流漱石”，王济曰：“流可枕，石可漱乎？”楚曰：“枕流欲洗其耳，漱石欲砺其齿。”希图待聘之珍。想其附耳低言，吾祖如是，而屡效焉；吾父如是，而屡效焉；吾身如是，而屡效焉。一卷之书，不从理解得之，不从药性得之，而从经验得之。乃知岩谷生苗，必非无故。举凡玉女《尔雅注》：“似葛，蔓生有节，江东呼为龙尾，亦谓之虎葛，细叶赤茎。”瞁姑，《尔雅注》：“钩瓟也，一名王瓜，实如瓝瓜，正赤味苦。”鸡头鸭脚，《洛阳伽兰记》：“牛筋狗骨之木，鸡头鸭脚之草，亦悉备焉。”无非逐风燥湿祛寒之品。妙手所得，适与是症相当，而与明医吻合，所以大医见草医而惊讶，明医见草医而肃然起敬也。世之所称大医者，我知之矣，非医大也，补大之也。补何以大？药大而医亦大耳。其出门也，衣轻策肥，扬鞭周道，意气可谓都矣；其诊脉也，凝神闭目，兀坐终朝，经营可谓苦矣；其开方也，咀笔濡毫，沉吟半晌，心思可谓专矣。及阅其所撰之单，黄芪、白术、附子、干姜，讵知热得补而益烈，寒湿得补而益凝，辗转纠缠，酿成不用，可胜悼叹。盖尝微窥底蕴，其素所挟持者然也。咄咄逼人，独会医门之捷径；扬扬得意，别开海上之奇方。原未梦见何者为脾胃？何者为命门？开口不曰脾胃土败，便曰命门火衰。本草千百味，约之不满十味；古籍千百方，算来止用两方。何分内外之伤，概归一补；不论阴阳之症，总是一温。《灵枢》《素问》，一笔可勾；《汤液》本草名，伊尹著。《难经》，百年难学。汉、唐、宋、元之书，许多阐发；张、朱、刘、李之论，徒事铺张。从来医书万言，记得仅有三言；人心七窍，剖开全无一窍。譬彼冬虫语冰，《庄子》：“夏虫不可以语于冰者，笃于时也。”徒知有寒，不知有热；方诸春蛙坐井，《庄子》："井蛙不可以语于海者，拘于墟也。"韩愈《原道篇》："坐井而观天，曰天小者，非天小也。"不知有石，与实同音。只知有墟。与虚同音。可惜英雄将相，枉罹非辜；剧怜才子佳人，空伤不禄。午夜鸡鸣，不作回头之想；半生马迹，悉是挢舌之方。结挢其舌而不能饮食，不能言语。大医所以见明医，引身而避；草医见大医，而羞与之为伍也。噫！明医不世有，草医不敢用，大医之流毒，宜乎众矣！

借题抒愤，嬉笑怒骂之中，寓有规劝创惩之意，即便若而人见之，定当俯首。盖不复置生灵于死地也。南坡居士评。

老痰不变脉论

天下怪怪奇奇之症，诊其脉，依然圆静和平者，老痰也。夫痰之名不一，其源亦不一，皆足以变脉。唯老痰隐伏于肠胃迴薄之处，不关五脏，不伤六腑，故脉不变，但年积久而作祟。以余所亲自阅历，怪症百出者言之：有耳初闻蝉基声，次闻风雨声，久之闻雷霆声者；有目初见房屋欹斜，次见山川崩裂，后见平地沉陷者；有喜闻吉祥语，如言乡会试、擢词林，点状元，则神完气足，手舞足蹈，倘闻言凶事，如疾病灾难、死丧之类，则气绝神消而死者；有自觉一条虫，由头走至背，由背走至胸，若痛若痒，手莫可支者；有目见一个白鼠，由壁走上梁，由梁走下地，呼人打鼠者；有目见一个白猫儿，时走堂前，时伏书案，狮子尾，毛长寸许，润泽丰满，性驯可爱，招人观玩者；有旦昼安静，无异平人，夜不上床，时寐时寤，语言支吾，欲两三人陪坐以待旦者；有日则举动如常，饮食如旧，临夜病症百出，莫可名言，呻吟床褥，直到天明者；有静坐一室，只许妻儿相见，若见他人，心惊胆怯，无地躲避者；有见物与平人无二，及见小儿，只数寸高，大人不过尺许者；有神充气足，到晚自揣必死，将家事一一吩咐妻儿辈，渐渐神消气馁，俨然死去，醒则仍复其元，或数日一发，一月一发者；有睡至半月方醒，醒则气体强健，饮食倍进，不过两三日，又睡如初者；有一月方食，气血不减，精神少衰者。皆窃取王隐君滚痰丸治之而痊愈者也。滚痰丸：青礞石一两，沉香五钱，酒大黄、酒黄芩各八两，又将礞石打碎，用焰硝一两，同入瓦罐内，盐泥固济，晒干，火煅，石色如金为度，研末合诸药，水丸，临卧时每服二钱五分，生姜送下。惜隐君制其方，未言及于脉，医无所据，不敢轻用。吾邑蒋渭浦讳熊藻著《九门奇方书》，以痰门居首，独推此方，实为隐君之功臣。亦未会通乎脉，只可一人用之，而不可与众人共用，遂使其书其方，庋之阁上，不大盛传，苟知以脉证病，用滚痰丸直行所无事耳。世之患怪怪奇奇之症者，一旦值此而沉疴顿除，王隐君济世之婆心，得以阐明于世，即吾邑蒋渭浦创书之美意，亦幸当代之有传人矣。

痫症脉论

诸痫病发，猝倒搐搦，叫吼吐涎。因其声之似，而有猪痫、马痫、羊痫、牛痫、鸡痫之分。溯其源，猝倒无知者，痰迷心窍也；搐搦抽掣者，风入肝经也。名虽不一，不外心肝二经。经曰："脉滑大，久自已；脉坚小，死不治。"有得之胎前者，儿在母腹，其母猝然受惊，痰气逼入心肝，与本来气血搏结成窠，此不可治者也；有得之怀抱者，小儿心肝有余，神气不足，偶有所触，风动于肝，火发于心，神不守舍，痰涎蔓衍，浸淫乘其隙而入之，据以为主，此介于可治不可治者也；有得之成人者，外感风寒，内伤饮食，逆于脏气，闭塞诸经，郁而生痰，胶固心肝，此无不可治者也。夫有桀骜不驯之虏，必恃斩关夺隘之才；有顽梗难化之枭，必需执锐披坚之勇。盖负隅劲敌，非诗书所能启牖，仁义所能渐摩，礼乐所能陶淑，不得不挽强弓，操毒矢，以摧其锋而捣其窟。痰之凝结心肝，亦由是也。彼挟心肝以淬其锋，温之而余氛愈炽；据心肝以完其窟，和之而固垒难降；且胁心肝以成其党而树其敌，补之而邪焰鸱张。求其剽悍之性，直抵巢穴而能杀伐者，其唯礞石与麝香乎！可以拨乱而反正，能平肝下气，为治惊利痰之圣药。余于是症，胎病无论已，小儿未曾诊视，稍得成人，但脉浮大，概以礞石滚痰丸、麝香丸攻之，日服六君子汤一帖，得愈者无数。有服至一月愈者，有服至两月愈者，以痰尽为度。经曰"有故无殒"，不信然欤！《难经》训颠为僵扑直视，与痫无异，进阅《内经》癫狂篇，亦大同小异。以为痫即癫者，非也，《内经》明有三条之论；以为痫不同于癫者，亦非也，所言癫痫两相仿佛，姑阙之以俟参考。麝香丸方：法夏、胆星、陈皮、枳实、麝香、茯苓、青皮、炙草、生姜汁为丸。一方治小儿乳哮：姜虫伴糯米，浸去浮沫，去米焙干，研细末，米汤调服。

哮症脉乱无妨论

《内经》有喘无哮，至汉方哮喘并论。喘之源不一，哮之源只有冷痰入肺窍而已。夫肺为娇脏，清虚之质，不容些毫芥蒂悬于胸间，其窍仰上，一有所入，则不能出。人而饮冰食果，积成冷痰，浸淫于内，是为痰母，物交物则引之而已矣。一为潮上，肺窍为之闭塞，呼吸乱矣。呼吸乱而二十七脉之迭见而杂出者，无所不至。其遇寒而发者，寒与寒感，痰因感而潮上也；其遇热而发者，寒为热蒸，痰因蒸而潮上也。必待郁闷之极，咳出一点如鱼脑髓之形而症斯愈，脉亦随之而平。本草所训，性味猛烈，唯麻黄、砒石，可以开其关而劫其痰。麻黄能发汗，一到哮症，虽盛夏之月不发汗；砒石能伤人，一到哮症，虽羸弱之躯不伤人。有是症有是药而卒不能除其根者，麻黄能通痰塞之路，而不能拔痰踞之窠；砒石能剿痰招之党，而不能歼痰伏之魁。药到即愈，愈而复发者，此也：余尝见少年患痨伤咳嗽吐血，体瘦脉数，败症备矣，询其素有哮症，痨无可治者，以二药治其哮，得愈者数人。又尝见老人患上气咳嗽，喘闷脉急不寐，困顿极矣，问其素有哮症，气无可治者，以二药治其哮，得愈者亦数人。"瑶池古冰雪，为肺拟冷痰"，斯言近之矣。

制砒石法：以淡豆豉晒干研末一两，砒石一钱，饭和为丸。

刺史家节庵，历宦四十年，解组归里，年已七十矣，患哮喘不寐，服麻黄而愈，重一本之亲，招诸玉砌，结三生之愿，待聆金音，雅意殷殷，命著是篇。

卷三

温病脉论

冬月伤于寒，即病者为伤寒，不即病而伏藏于中，至春随阳气发见者，为温。其症头疼项强，与伤寒无异，唯初起不恶寒，便发热，脉数为异耳。伤寒由表入里，不得不先发其表；温病由里达表，不得不先清其里。所以温病有误汗无误下之语。仲景著《伤寒》一书，自秋分后至春分前止，若春分后，则为温矣。《内经》虽有先夏至日者为温病之文，仲景虽有太阳病先发热者为温之论，晋唐以来，无人剖析伤寒、温病，概以《伤寒》书治之，得失参半。治此症者，茫无主张，延至于金刘河间出，始著《温论》。有明喻嘉言复畅其说，温病乃有圭臬，而仲景之书亦得以昭著于世。当此韶光明媚之天，三阳出于地上，十月纯阴用事，在卦为坤；至十一月黄钟应律，为复卦，则一阳生；十二月太吕应律，为临卦，则二阳生；正月太簇应律，为泰卦，则三阳生。日丽风和，花香鸟语，一片春温之气，盎盎蓬蓬。盎盎，和蔼之状；蓬蓬，司空图《二十四诗品》："蓬蓬远春。"故病亦名之曰温。轻则白虎汤，人参、石膏、粳米、知母、炙草。黄芩芍药汤，黄芩、芍药、炙草。葛根升麻汤，升麻、葛根、芍药、炙草。重则三承气汤，大承气汤：大黄、芒硝、厚朴、枳实；小承气汤：大黄、厚朴、枳实；调胃承气汤：大黄、芒硝、炙草，姜枣引。无不应验。间亦有先恶寒而后发热者，仍以伤寒治之。又曰："冬不藏精，春必病温。"盖冬主闭藏，漏泄春光，杜诗："漏泄春光有柳条。"邪之所凑，其气必虚。古人婚姻六礼，定在桃夭之时，良有以也。余则谓热蕴之极，必致煎熬肾水，遇体之充足者，但以前汤治之；倘体之虚怯者，不问精之藏与不藏，前汤中重加生、熟二地，以培其本。生地、熟地、黄芩、芍药、贝母、生草。则二说不相歧而相为用矣，何必如喻嘉言之分疏其说也乎！

暑热脉论

同时夏月病也，头痛、身热、面垢、自汗，而暑热分焉。暑为阴邪，热为阳邪，观于天地可知矣。炎风翕歘，草木荣而就枯；烈日熏蒸，沟洫盈而立涸。阳气发散于外者，底里必然虚空。源远之井，清冷如冰；岩谷之风，寒凄若刺。人，一小天地也。深居房室，静坐不啻趋炎；奔走道途，周行常思荫喝。阳气发泄于外者，底里亦必虚空，举动心艰，肢体疲倦，居恒气短，精力衰颓。故其为病，亦因其气而感之耳。其中暑也，感地窍之气，阴与阴遇，头痛身热、面垢自汗，与中热无异。而小便清利、大便溏泻、呕吐少气、安静好眠、脉则虚怯，亦有虚数者。较之中热，大相径庭焉。暑必伤气，非黄芪不足以益其气；暑必兼湿，非焦术不足以燥其湿；暑必积寒，非附子不足以温其寒。经验方：附子、焦术、黄芪、干姜、苡米、扁豆、茯苓、炙草。洁古曰：静而得之为中暑是也。其中热也，感天炎之气，阳与阳遇，头痛身热，面垢自汗，与中暑无异，而小便赤涩、大便坚硬、胸满气喘、烦躁不眠、脉则洪数，较之中暑，殊隔天渊焉。热甚发燥，非麦冬不足以清其燥；热甚为毒，非黄连不足以解其毒；热甚涸水，非猪苓不足以利其水。经验方：麦冬、黄芩、泽泻、焦术、猪苓、茯苓、前仁、炙草。洁古曰：动而得之为中热是也。五行之中，唯火有二，所以五运而有六气也。有六气，因有风寒暑湿燥火六淫，热即火病也。方书所注，有谓暑为阳邪，心属离火，故暑先入心，吾不知置热于何地？有将暑分阴症阳症，而火则牵扯诸火，亦知火乃六淫内之火乎？有以暑为夏月之伤寒，吾不知暑又是何病？千书一律，开卷茫然，总于五运六气，未能细心体认。余因参互考订，力为剖别，验之于症，实有毫发不差者。

痢症脉论

痢有不与世相递嬗，而名则因时而变易。方策所传，其来有自，不容不据古以准今。《素问》谓之肠澼，《难经》谓之里急后重，汉谓之滞下，晋谓之秋燥，至唐方谓之痢。即其名而绎其义，便血曰澼，痛甚曰急；壅塞曰滞，皴裂曰燥，不利曰痢，痢之情形已显示于称名之表。历代以来，扬搉指陈，不啻以暮鼓晨钟，发人深省。治是症者，顾可孟浪从事，翻欲缄縢扃鐍，《庄子》："将为胠箧探囊发匮之盗，而为守备，则必摄缄縢，固扃鐍，此世俗之所谓知也。然而巨盗至，则负匮揭箧，担囊而趋，唯恐缄縢扃鐍之不固也。"注：胠，开也。而置之死地乎？！当此暑炎方退，金飚初起，土间其中。土旺于四季，五、六得天地之中，以未土为正。热、燥、湿汇于一时，三气凑而为病。有时行者，从皮毛入，微恶寒，腹痛，泄尽宿食方转红白。风之所过，行于一家，则病一家，行于一境，则病一境。有传染者，从口鼻入，不恶寒，腹痛，随泄宿食即转红白。气之所触，染于一人，则病一人，染于一方，则病一方。于斯时也，抚枕席而兴嗟，何分男女；如厕坑而抱痛，《左传》："晋景公有疾，将尝麦，如厕，陷而卒。"莫测死生。天气阴晴，垢闻一室；灯光明灭，呻彻五更。饫膏粱者无论已，可怜寒士当灾，朋尽回车，难邀甲戌之峙，《书·费誓》："甲戌峙乃糗粮。"人皆掩鼻，徒传庚癸之呼，《左传》："吴与鲁会，吴子不与士共饥渴，大夫申叔仪乞粮于鲁，大夫公孙有山氏对曰：'梁则无矣，粗则有之。若登首山以呼曰庚癸乎，则诺。'杜注：'军中不得出粮，故为私隐。庚，西方，主谷；癸，北方，主水。'"聚桑梓者犹可也，最苦旅人远适，今雨不来，杜甫诗："旧雨来，今雨不来。"谁恤零丁异地，文天祥诗："惶恐滩头说惶恐，零丁洋里叹零丁。"闻风争避，哪管客子离乡。儒者考古今之得失，证一己之功修，于是证而果参上乘焉。本来恻隐之心，自应以之普度也。喻嘉言曰："初用辛凉以解表，次用苦寒以清里。"刘河间曰："调气则后重自除，行血则脓血自止。"余于痢之时行初起者，而宗嘉言焉，疏经络而驱邪，败毒散，人参、羌活、独活、柴胡、前胡、川芎、枳壳、桔梗、茯苓、炙草。克壮元老之猷；于痢之传染初起者，而宗河间焉，和营卫而导滞，芍药汤，芍药、归尾、黄芩、黄连、大黄、木香、槟榔、肉桂、炙草。允占丈人之吉。及其归宿，郁则为热，试诊其脉，未有不数者，所以香连丸黄连二十两，吴萸十两同炒，去吴萸，木香四两八钱，不见火，共研末，醋糊为丸。为治痢之总方。顾在表忌用者，邪犹未入于里也；久病难用者，恐重伤其生气也。昔赵养葵以六味地黄汤治伤寒，人讥为赵氏之创见；而下多伤阴，余尝以六味汤治痢，此又余之创见也。如果脉虚自汗，赤白将尽，真人养脏汤，<u>粟壳、诃子、肉豆蔻、木香、肉桂、人参、白术、秦归、白芍、甘草，寒甚加附子。一方无秦归。</u>诃子散，<u>粟壳、诃子、干姜、陈皮，为末空心服。</u>俱可酌而用之。夫痢不分赤白，既出于热，翻服辛热而愈者，<u>附子、肉桂、干姜、焦术、砂仁、炙草。</u>此乃从治之法。盖人之禀赋，有寒有热，邪热之中人，每从其类而化。辛热药能开郁解结，使气血得以宣通，特宜于以寒化热之人，若遇以热化热而误用之，其祸将不可胜言矣！存心济世者，倘遇以寒化热之痢，用温补而大获其效，慎毋执以为例。

破古来之疑团，导后起以前路，有功斯世之文，定当不磨。南坡居士评。

疟疾脉论

儒者读书十年，穷理十年，自谓于医已通三昧。及其视病，两相龃龉，不归责药肆之假，便诿咎染病之真，与之强辩无庸也，请试之治疟。夫疟，病之浅而显者也，最易足以验医之得失。世之用劫药而侥幸以取功者，不在此论。如果堂堂之阵，正正之师，而百战百胜焉，庶可悬壶都市，<u>《后汉书》："费长房者，汝南人也。为市掾，市中有老翁卖药，悬一壶于肆头，及市罢辄跳入壶中，市人莫之见，唯长房于楼上观之，异焉，因往再拜，翁乃与俱入壶中。唯见玉堂严丽，旨酒甘肴，盈衍其中，共饮毕而出。后乃就楼上候长房曰：'我神仙中人，以过见责，今事毕当去。'"</u>负笈乡邦。<u>《唐书》："元行冲</u>

三指禅 中医临床必读丛书

博学，狄仁杰重之，行冲数规谏仁杰且曰：'明公之门珍味多矣，请备药物之末。'仁杰笑曰：'吾药笼中物，何可一日无也。'"犹是投之罔效，屡易其方。古籍粃糠，空披万卷，寒窗灯案，辜负十年。经曰："邪气客于风府，循膂而下，背脊骨两旁曰膂，并项骨三椎，至尾骶骨二十四椎。其气上行。"由尾骶骨上行。九日出于缺盆，肩下横骨陷中。余读经文，而知疟脉之所以弦也，躯壳之内，脏腑之外，属半表半里，而邪居之宜。脉之弦，与少阳同。是故风无常府，以所中处为府。其中顶骨也，三阳之脉皆上于头，阳明之脉循发际至额颅，邪气并于阳明，令人头痛，洒淅寒甚，久乃热，则为阳明之疟；少阳之脉，上抵头角，下耳后，邪气并于少阳，令人头痛，寒不甚，热不甚，恶见人，则为少阳之疟；至于太阳之脉，从巅入络脑，还出别下项，正过风府处，故头痛、腰痛、体重、寒从背起。所以中于阳者，太阳之疟居多。其中骶骨也，三阴之脉皆发于足。太阴之脉上膝股，内入腹，邪气并入太阴，令人足软，不嗜饮食，多寒热，则为太阴之疟；厥阴之脉入毛中，绕阴器，邪气并入厥阴，令人足软，小腹满，小便不利，则为厥阴之疟；至于少阴之脉，上股后廉直贯膂，正当风府处，故足软，呕吐甚，多寒热，热多寒少。所以中于阴者，少阴之疟居多。其中于阳也，阳气渐入于阴分，日下一节，其行也迟，故其作也，日晏一日，难愈；其中于阴也，阴气转入阳分，日上二节，其行也速，故其作也，日早一日，易愈。治之之法：疟在三阳，则以三阳治之；阳明经症：葛根、升麻、黄芩、芍药、草果、炙草、姜枣引。阳明腑症：大黄、芒硝、槟榔、厚朴、炙草、姜枣引。少阳症，青皮饮：青皮、厚朴、柴胡、黄芩、法夏、云苓、白术、草果、炙草、姜枣引。太阳经症：麻黄、桂枝、杏仁、炙草、姜枣引。太阳腑症：焦术、茯苓、猪苓、桂枝、泽泻、草果、炙草、姜枣引。疟在三阴，则以三阴治之。附子理中汤加草果，统治三阴。玉竹、焦术、干姜、草果、炙草、附片、姜枣引。倘弦化脉虚有汗，但辅其正气而邪自除，则统阴阳而温补之，经验方：黄芪、焦术、附子、首乌、秦归、玉竹、草果、茯苓、炙草，姜枣引。未有不随手而效者。《机要》曰："疟有中三阳者，有中三阴者，其症各殊，同《伤寒论》，知治伤寒，则知治疟。"余谓第知治伤寒，犹不足以治疟，知伤寒矣，而知邪客风府，则足以治疟矣。所同于伤寒者，症；所异于伤寒者，脉。伤寒之脉，随阴阳变迁；疟症之脉，一弦字贯彻。知所以治伤寒，而于阴阳胜复之理，邪正交战之时，脏腑行经之穴，无不灼知之矣。业医者，欲验一己之功修，请自试之治疟。

梅邑邹子文、苏学富，山海同庚友也。卅载前辨难《灵》《素》《难经》及《金匮要略》，独于疟而三致意焉。近闻老而益壮，著论沉吟，恍同一堂。

伤风脉论

六淫以风为首，人触之为伤风，憎寒。壮热、头疼、身痛、呕吐、口渴、脉浮而数。张元素著羌活汤，羌活、防风、黄芩、白芷、川芎、苍术、细辛、生地、炙草，姜葱枣引。不犯三阳禁忌，允称治伤风神方。且冬可以治寒，春可以治温，夏可以治热，秋可以治湿，为诸路之应兵。但夏月伤暑，脉虚身热，在所禁耳。旅店山居，医难猝办，皆可自检其方而用之。论未竣，客有笑于旁者曰："世当叔季，元气衰薄，虽伤风亦当用补，岂可概以羌活汤为治外感之总剂乎？"余勃然曰：君言时当叔季，对洪荒而言，在岐黄撰《灵》《素》二经，已言叔季，何况今日。至所言元气衰薄，谬亦甚矣。欲知今时，当观已往。孔子删书，断自唐虞，唐虞以前，无论已。儒者侈言夏后殷周之盛。夏都安邑，四百四十一年，历年多者，仅见一二；商都于亳，六百四十四年，历年多者，亦仅见一二；周都丰镐，八百七十四年。视夏商之元气较厚，武王九十三，穆王百有四岁。信史艳称而长寿者，尚不止二君，以及柱下吏、漆园叟、关令尹、王子晋，接踵而生，三代之元气如是云云。经嬴秦二世，耗散殆尽。西汉都于长安，二百十有三年，高祖五十三，武帝七十一，余无五十之寿；东汉都于洛阳，一百九十六年，光武六十三，明帝四十八，余无四十之寿。犹幸以寿名世者，黄石公、赤松子、东方朔、魏伯阳，有数可纪。自汉末历魏晋五代，元气衰薄极矣。四百余年中，在位一二年居多，享寿一二十过半。迄唐大统归一，元气方转，二百八十九年，君之五十余岁者，犹数数觏。为之臣者，许旌阳、孙思邈、钟离权、吕岩类，皆以寿称。由后梁五代，以至宋、元、明，元气又寝衰矣。七百余年中，位无五十年，寿少五十岁，其时若陈抟、张平叔、冷谦、周颠而外，寿不概见。历代元气，彰彰可考，天运循环，无往不复。逮及我朝，元气大转。以一万八百年为一时计之，尧舜在中天之初，距今四千余年，今正当中天之中。膺彼苍之眷顾，代见圣人之生；钟维岳之精灵，世征仁者之寿。贞元会合，间气浑涵。涤环宇之妖氛，宏开寿域；跻斯民于浑噩，普乐春台。雨时旸若，海宴河清；五星联珠，两曜合璧。一时应运生者，相皆耄耋，人率期颐。广洛浦之耆英，《宋史》："文潞公彦博，结洛阳社十三人，唯司马温公光，年未七十，其余俱八十、九十老人，谓之洛社耆英会。"屡屡开千叟之宴；集香山之人瑞，潜确《类书》："白乐天年七十，以刑部尚书致仕，自号香山居士。会老年宴集于履道里，合之得九人，皆年高致仕者。人慕之，绘为九老图。"在建百岁之坊。余家世居邵邑，潢水之湄，龙山之麓，同时百岁者五人：水之北，卢老、罗老、一妇归黄；山之南，一妇归吕、一妇氏唐。而八十、九十者，指不胜屈。一武庠石辑五，年已八十矣，弓著六钧，矢穿七札，演剧犹作小旦之音。即余门一领青衿，相传五代。曾祖元恺公，册名周土隽；祖存仁公，册名周良阶；父诞登，册名周道岸。俱年愈八十，详于乘册。外祖黄正礼九十七，在黉门八十有三。母舅黄文铎九十三，为孝廉六十余二。"世上难逢百岁人"，古人语也，想古来百岁者最难觏，以今观之，当易之曰："世上随逢百岁人"；"人生七十古来稀"，唐人诗也，想唐时七十岁者亦稀有，以今观之，当易之曰："人生七十世间多"。元气之足，禀赋之厚，三代以来，未有如我朝之盛者。治病者亦唯率由旧章焉耳，伤风漫云补乎哉！

借伤风一症，阐明贞元会合，天运循环之理，皆由一部廿一史，烂熟胸中，故说来凿凿可据。南坡居士评。

伤寒脉论

《伤寒》一书，后汉张机所著，发明《内经》奥旨，启万世之章程，为医门之秘诀。其文佶屈，其义窔突，其方简峭而精辟。有志集注，适有养胎之举，托迹昭潭，连源黄德安，同里旧交，寄居潭市，主于其家，怂恿著论，力救时世。客舍清闲，窃举茅庐诵读时所心得者，提要成篇，姑从简略。携稿诣省垣，衡邑成子凝秀，故人新吾子也，随誊真以补前刻。

经曰："伤寒一日，巨阳受之。"一日，一次也，不以日数拘。巨阳，太阳也。太阳，经也；膀胱，腑也。经脉从巅络脑，夹脊抵腰。受之，受其邪也。时值霜发栗冽，有寒有风，寒为阴邪，伤营；风为阳邪，伤卫。其中风也，经先受其风。桂枝症，不以病名病，而以药名病者，重乎其药也。脉浮而缓，头痛项强而恶寒，有风不皆无寒。过时即热，有汗，鼻鸣而恶风。倘消渴而小便不利，邪入膀胱腑之卫分矣，五苓散主之。其中寒也，经先受其寒。麻黄症，脉浮而紧，体痛，统头痛、身疼、腰痛、骨节疼痛而言。呕逆而恶寒，历时方热，无汗喘满而恶风。有寒不皆无风。倘如狂郁热冲心而小腹急结，郁热不行。邪入膀胱腑之营分矣，桃核承气汤主之。大青龙汤治风寒两中经而烦躁，寒郁于外，热蒸于内，阴阳攻击。小青龙汤治风寒两中腑之干呕。小便不利，心下有水气，干呕，或兼咳，兼渴，兼噎，兼喘。

中风经症：**桂枝汤**。桂枝、芍药、甘草、生姜、大枣。服已须臾，饮热稀粥以助药，温覆一时许，取微汗。发汗遂漏不止，恶风，小便难，四肢微急，难以屈伸，桂枝汤加附子。发汗后而喘，麻黄、杏仁、甘草、石膏。

中风腑症：**五苓散**。猪苓、茯苓、泽泻、白术、肉桂。

中寒经症：**麻黄汤**。麻黄、桂枝、杏仁、甘草，温服覆取汗。发汗不解，反恶寒者，虚故也，芍药、炙草、附子，三味温服。发汗后身疼痛，脉沉迟者，桂枝、生姜、人参、芍药、甘草、大枣。发汗过多，叉手冒心，心下悸欲得按者，桂枝、炙草，二味煮去滓顿服。未经汗下，脉沉，当温其里，宜四逆汤，附子、干姜、炙草。未经汗下而心悸而烦者，小建中汤，桂枝、芍药、炙草、生姜、饴糖。

中寒腑症：**桃仁承气汤**。桃仁、桂枝、大黄、芒硝、炙草。发汗，若下之，懊憹不得眠，胸中窒碍者，栀子十四枚，香豉四合，煮去滓温服，得吐则止。大下后，恶寒痞结，桂枝汤先解恶寒，大黄、黄连，二味煮去滓，温服以攻痞。心下痞而复恶寒汗出者，附子泻心汤，大黄、黄连、黄芩、附子。

风寒两中经症：**大青龙汤**。麻黄、桂枝、炙草、杏仁、生姜、大枣、石膏。

风寒两中腑症：**小青龙汤**。麻黄、芍药、五味、甘草、干姜、半夏、桂枝、细辛。渴去半夏加瓜蒌；噎去麻黄加附子；小便不利，小腹满，去麻黄加茯苓；喘去麻黄，加杏仁；发汗，若下之，病仍不解，烦躁者，茯苓四逆汤主之，茯苓、人参、炙草、干姜、附子。

"二日阳明受之。"阳明，经也；胃，府也。经脉起鼻额，循鼻外，系目系。居戊土之乡，原禀坤静；摄离火之篆，^{阳明纯热。}反揽乾则。脉浮而大，烦渴目痛，鼻干不得眠者，阳明经病也；脉浮而实，潮热谵语，腹满、大便硬者，胃家府病也。经病治以白虎汤，府病治以三承气汤，其为正阳明则然。六经虽分阴阳，而宰之者阳明，为六经之所朝宗，即为六经之所归宿。三阳有类聚之条，三阴有转属之症。太阳阳明，不更衣不大便而无所苦；^{约脾丸。}少阳阳明，时烦躁而大便难；^{以法治之。}大实腹痛，阳明杂见太阴之篇^{桂枝大黄汤}。土燥水干，阳明混入少阴之类，^{急下之。}脉滑而厥，^{里有热，白虎汤。}厥阴中亦有阳明。随经而见，妙蕴无方。

阳明经症：**白虎汤**、石膏、粳米、知母、炙草。**钱仲阳葛根汤**。葛根、升麻、白芷、炙草、大枣、生姜。

阳明腑症：**三承气汤**。汗吐下后微烦，小便数，大便硬。小承气汤，大黄、厚朴、枳实；腹胀满，调胃承气汤，大黄、炙草、芒硝；不大便，发热汗多，大承气汤，大黄、厚朴、枳实、芒硝。太阳阳明，脉浮而涩，麻仁约脾丸，麻仁、芍药、枳实、大黄、厚朴、杏仁；少阳阳明，以法治之，相胃家虚实加减下。桂枝大黄汤，见后文阴急下之大承气汤。

备录阳明症方。身黄如橘子色，小便不利，茵陈蒿汤，大黄、茵陈、栀子。身黄发热，栀子、黄柏、炙草。

"三日少阳受之。"少阳，经也；胆，府也。经脉循胁络耳。兼木火之德。属甲木，寄相火。司出入之门入太阳，出太阴。邪犯经，胸满胁痛而耳聋；邪犯府，口苦胆热上蒸、呕逆胆热上冲。而目眩。胆热上熏，脉之大者，变而为弦；症之热者，转而似疟。居阴阳之界，半表半里。通阴通阳；无汗下之方，禁汗禁下。邪正相持，进退互掎，小柴胡汤为和解少阳之统剂，而其变则有辨焉者。呕逆胆热而腹痛胃寒，黄连汤分理阴阳；呕吐而硬胃实、烦，郁热，大柴胡汤双清表里。宜应手而解，方工勿藉口于和为套。

小柴胡汤柴胡、黄芩、人参、法夏、炙草、生姜、大枣。胸中满而不呕，去法夏、人参，加瓜蒌仁；渴去法夏，加人参、花粉；腹痛去黄芩，加芍药；心下悸，小便不利，去黄芩，加茯苓。黄连汤黄连、炙草、干姜、人参、桂枝、半夏、大枣。大柴胡汤柴胡、半夏、枳实、大黄、黄芩、芍药、生姜、大枣。备录少阳症方胸胁微结，小便不利，柴胡、桂枝、干姜、花粉、黄芩、牡蛎、炙草。服柴胡汤已，反渴以阳明治。

"四日太阴受之。"太阴，经也；脾，藏也。经脉布胃中，络于嗌。邪入阴分，经脏齐病。阴阳变态之妙，有不见其朕兆。阳邪入阴，尺寸皆沉，腹满吐食自利。有腹满时痛之寒症，理中丸。即有腹满实痛之热症，桂枝汤加大黄。有得食缓吐之寒症，理中丸通治。

即有得食即吐之热症，_{干姜黄连汤}。有自利不渴当温之寒症，_{理中丸通治}。即有自利腐秽当下之热症，_{大承气汤}。盖人之形有厚薄，气有盛衰，脏有本寒本热，每从赋禀以为转移。如必以直中为寒，传经为热，其何以解仲景寒热并论列于四日？

理中丸：_{人参、白术、炙草、干姜，捣碎蜜和为丸，如龙眼大，以沸汤和一丸，研碎温服。}干姜黄连汤：_{干姜、黄连、人参。}

"五日少阴受之。"_{少阴，经也；肾，藏也。经脉系舌本。}生人之命蒂，安危系于少阴。病则脉细欲寐，自利发厥，_{手足冷曰厥。}口干舌燥，渴欲引水自救。无奈水火同宫，辨别最宜分晓。挟水而动，则为阴邪；挟火而动，则为阳邪。阴邪脉沉细而迟，阳邪脉沉细而数。阴邪但欲寐，身无热；阳邪虽欲寐，心多烦。阴邪下利清谷，阳邪下利清水。阴邪面赤而里寒，小便白；阳邪手足厥而里热，小便赤。阴邪口干舌燥而带和，阳邪口干舌燥而至裂。阴邪渴欲引热水以自救，阳邪渴欲饮温水以自救。临症审视，只争芒芴。

寒症方_{身体痛}，附子汤：_{附子、茯苓、人参、白术、芍药。四逆汤通治：炙草、干姜、附子。下利，白通汤：葱白、干姜、附子。手足冷，烦躁欲死，吴茱萸汤：吴萸、人参、生姜、大枣。}

热症方_{心烦不卧}，黄连汤：_{黄芩、黄连、芍药、鸡子黄、阿胶。咽痛，甘桔汤：甘草、桔梗。口烂咽干，大承气汤。自利清水，色纯青，心痛，口干，大承气汤。}

"六日厥阴受之。"_{厥阴，经也；肝，藏也。经脉绕阴器，抵小腹，贯心膈。}传经而至厥阴，在时为丑，在岁为冬，在卦为坤。脉细肢厥，_{厥，逆也。四肢以温为顺，以冷为逆。}烦渴囊缩，症则犹是也，而治法悬绝。漏尽更残，四望阴霾，而有纯寒无热之症；

天寒地冻，满腹阳春，而有纯热无寒之症；阴凝于阳必战，其血元黄，而有阴阳错杂之症。彼纯寒而厥，当归四逆汤，夫人而知之。热愈深，厥愈深，纯热之厥甚于纯寒，非急下不足以救水，医将何以决之？_{脉数、咽干、小便赤。}而况阴阳错杂者之眩人耳目乎？当此阴尽阳回，晦朔交卸之时，仲景立乌梅丸以安蛔，其实统阴阳而治。医而知治厥阴，医道其庶几乎？

纯寒症。_{当归四逆汤：当归、桂枝、芍药、细辛、通草、甘草、大枣。下利清谷，里寒外热，汗出而厥者，通脉四逆汤。}

纯热症。_{急下，大承气汤。}

阴阳错杂症：乌梅丸，乌梅三百枚，细辛六两，干姜十两，黄连十六两，当归四两，附子六两，蜀椒四两，桂枝六两，人参六两，黄柏六两，右十味，异捣筛，合治之，以苦酒渍乌梅，一宿去核，蒸之五升米下，饭熟捣成泥，和药令相得，内臼中与蜜杵二千下，如梧桐子大，先食饭，服十丸，日三服，稍加二十丸。禁生冷、滑物、臭食等。

备录：_{脉滑而厥，里有热，白虎汤。}

夫三阴三阳，班班可考，而有治表里急，治里表急，阴同乎阳，为两感。_{太阳少阴同病，阳明太阴同病，少阳厥阴同病。}余读经文莫治，仲景无方，不禁怃然三叹焉。窃意表重于里者，以里为主，稍解其表；里重于表者，纯治其里。管窥之见，不敢告人。壮游四方，而以此法活人居多。偶捡李梴《伤寒论阅》，亦有是说。余生也晚，安敢并驾古人？不谓理之所在，古今人所见有略同也。岐伯、仲景有知，其将许我友李梴为徒乎？若世所传大羌活汤则吐弃之矣。至于合病、并病、坏病、劳复、食复、饮酒复、阴易、阳易、阴阳易，六经精透，举而措之裕如。一百一十三方，采方总撮要领；三百九十七法，注法悉本原文。炼就长沙仲景为长沙太守，人称张长沙。之明珠，化作涅槃佛说法处。《金刚经》："人涅药而灭度之。"之舍利。牟尼珠名舍利子。

瘟疫脉论

春温、夏热、秋凉、冬寒，乃天地之正气，人感之而病者，为正病。久旱亢槽，淫霖苦潦，《洪范》："一极备，凶，一极无，凶。"注：极备，过多也；极无，过少也。唐孔氏曰："雨多则涝，雨少则旱。是极备亦凶，极无亦凶。"雨旸寒燠之不得其正者，为四时之沴气。气轮岁会，五运甲己化土，乙庚化金，丙辛化水，丁壬化木，戊癸化火。土运临辰戌丑未，金运临申酉，水运临亥子，木运临寅卯，火运临巳午。运气与地支年辰相会，故曰岁会。运值天符。六气，子午之岁，少阴火司天，阳明金在泉；卯酉之岁，阳明金司天，少阳相火在泉；丑未之岁，太阴土司天，太阳水在泉；辰戌之岁，太阳水司天，太阴土在泉；寅申之岁，少阳相火司天，厥阴木在泉；巳亥之岁，厥阴木司天，少阳相火在泉。大寒至小暑，司天主之；大暑至小寒，在泉主之。火运之岁，上见少阳；土运之岁，上见太阴；金运之岁，上见阳明；水运之岁，上见太阳；木运之岁，上见厥阴。岁运与司天合，故曰天符。水火木金之各据其偏者，为八方之厉气。合厉与沴，酿而为毒，人感之而病者，为瘟疫。杂见于四时，在春，谓之春瘟；在夏，谓之热病；在秋，谓之晚发；痢亦名晚发。在冬，谓之寒疫。《内经》著于岐伯，详五疫之文，《内经·刺法论》帝曰："余闻五疫之至，皆相染易，无问大小，病状相似。不施救疗，如何可得不相移易者？"岐伯曰："不相染者，正气存内，邪不可干。避其毒气，天牝从来？复得其往，气出于脑，即不干。邪气出于脑，即先想心如日，欲将入于疫室，先想得青气自肝而出，左行于东，化作林木；次想白气自肺而出，右行于西，化作戈甲；次想赤气自心而出，南行于上，化作焰明；次想黑气自肾而出，北行于下，化作水；次想黄气自脾而出，存于中央，化作土。五气护身之毕，以想头上如北斗之煌煌，然后可入于疫室。"**周礼掌于方相，聿严逐瘟之令。**《周礼》方相氏掌蒙熊皮，黄金四目，元衣朱裳，执戈扬盾，帅百隶而时傩，以索室驱疫。《曲礼》："季冬、大傩月令，九门磔攘尼山，于乡人行傩。朝服而立于阼阶，皆古圣节宣燮理之义，故民无夭札，得以嬉游于光天化日之宇，诚盛事也。后世踵而行之，犹是生养斯民之至意。方书之逐瘟者，其立心亦如之。良相良医洽为一手。"**其为瘟也，称名攸异，大头瘟、软脚瘟、虾蟆瘟、疙瘩瘟；其为斑也，形容各殊，赤霞斑、紫金斑、绿云斑、黑砂斑。互相传染，大小相似。初起，邪气客于募原，**《难经·六十七难》："五脏之募，皆在腹；五脏之俞，皆在背。"原即腧之根本。募原，躯壳之里经脉所系之处。**头微痛，或不痛，微恶寒，或不寒，但一于热，脉数无伦，沉沉默默，到夜尤甚。郁遏之极，邪从表出，谓之外溃，或大汗鼻血，随汗与血而解。若邪侵胃腑，则内溃矣，泻则完谷不化，结则坚硬如石，胃枯肠腐，舌黑唇青，无所不至。是为天地之毒气，常以肃杀而为心。激一己之心肺肝肠，魂飞魄走，捧心憔悴之形，愁云遍野；环四境之乡间里党，鬼哭神号，满目凄凉之色，毒雾蔽空。唯不知其毒而妄治之，盈城盈野，死于非命；知其毒而善调之，沿门沿户，立起沉疴。其在未溃之初，毒犹盘踞募原，驱伏魔，全凭草果；破坚垒，须藉槟榔。**吴又可达原饮：槟榔、草果、厚朴、知母、芍药、炙草、黄芩。嘉靖己未，江淮大疫，用败毒散倍人参，去前胡、独活，服者尽效。万历己未大疫，用本方复效。大抵毒在募原，加参于表剂，元气不因表而受伤；以表剂而加参，毒气不藉参而助疟。与达原饮用知母、芍药同参。至于内溃，两方俱无用矣，唯有一下再下之法。毒而外溃，渐杀其势矣，即贝母、柴胡，可以和其事，经验方：柴胡、生地、贝母、黄芩、银花、生甘草，茅根引。毒而内溃，愈纵其悍矣，非芒硝、大黄，奚能奏其功？经验方：芒硝、大黄、槟榔、厚朴、枳实、炙草，姜枣引，下以毒尽为度。知斯三门，病无遁形；设方攻毒，妙在一心。三门：初中募原、外溃、内溃。精透三门之奥，不过借达原饮、经验方为之榜样。道人自瓶钵以来，所过省垣、郡邑，遇是症，全活约计数千，并无一定之方药。倘备录其案，即此一症，可以盈箱。夫瘟疫乃四时不正之气，温乃四时之正气，性命攸关，最宜分别。景岳《瘟疫门》中，抄写温病及伤寒之经文，杂凑成章，毒害苍生者，莫此书为甚。阳犯医门之刑，喻嘉言著《医门法律》。擢发难数；阴设海底之狱，阿鼻难逃。铁铼铭注：大海之底，有石名沃燋，纵横八万四千里，厚二万里，下有八大地狱，八名阿鼻地狱。若吴又可，其于瘟疫，根源虽未必解透，细阅吴又可《瘟疫论》，从《内经·疟论》"邪气客于风府，横连募原"悟出。其撰之方，即从前人截疟方化裁，真千古慧心人也。至其所论伤寒少而瘟疫多，世医执其说，凡偶感风寒，便曰瘟疫。一言之误，贻祸千秋。而其治法极为精微，刘、李、朱，实为岐黄功臣。

拈一毒字诠题，设方以活生灵。南坡居士评。

室女脉数反吉论

小儿纯阳，脉常有六七至，甚有八九至者。室女血盛，脉上鱼际，亦常有六七至者。《脉经》但言脉上鱼际，而不言数。余尝见上鱼际之脉，未有不数者。盖脉即血也，血盛则脉长而洪；血衰则脉短而涩。室女贞元未亏，血海充满，其脉之数，亦固其所。但得娇姿艳丽，体态轻盈，谓之无病，可以勿药。唯是兰闺寂寞，愁结多端，纱窗月静，绣幕风清，时觉气体不安，延医调治，见其脉数而以为病，则误矣。《脉经》曰："脉数唯有儿童作吉看。"余即补之曰："脉数室女亦应作吉看。"

月经脉论

坤，顺德也，配乎健，则万物化醇；女，阴象也，从乎阳，则万物化生。图书以七为少阳之数，逢阳则化，故七月生齿，七岁毁齿，二七十四而天癸至，是乃先天一点真阳之水，《易》所谓男女媾精，《礼》所谓一阳来复，水泉始动者，此物此志也。积四千八百之期，合一《大藏经》，于以充于中而溢于外。其象上应乎月，三五而盈，三五而缺，周三十日而旋转如环，故称经焉。经者，正也，正直无私；经者，常也，经常不变。本坤之德，应月之精，以生男生女，原生生于不已。乃或为药饵所伤，或以忧思而伤，孰为不及期，孰为过期，在前在后，无所不至矣。夫不及期为热，过期为寒，此其常也。亦有不及期为寒，过期为热者，总分于迟数虚实之脉而已矣。其为药饵伤也，过服寒凉，弊为郁闭；过服温补，弊见沸腾。盖血，阴也，喜静而恶躁，静则培养，躁则消亡。尝见膏粱之家，未有妄服寒凉者。火郁至极，不得已而斟酌服之。在医士擅长，半属温补之方。胡为闺居气滞，本非虚也，而以为脾虚，辄予以黄芪、白术；闲坐寒生，本无寒也，而以为命门不足，辄予以附子、干姜。至煎熬之极，或血因火动，一月数行；或血为火灼，数月一行。讵知不及期与过期之俱关于药乎？其为忧思伤也，心地安舒，应期而至；心地抑郁，愆期而来。盖血，营也，好聚而恶散，聚则充周，散则奔突。纵观闾阎之众，未有不乐安舒者。暴怒频加，不期然而忧闷攻之。彼女子善怀，本多抑郁之隐，甚至掣肘于翁姑，致血上溢，非有余也，而以为血满；罔顾其衅起勃溪，反目于夫婿，致血横行，非不足也，而以为血亏；罔顾其悲由葑菲，至郁积之久，或稍如其意，行则后期，或仍拂其意，行则前期，讵知前期与后期之皆系于忧乎？由是观之，伤于忧思而无子者，顺其心，养其神，犹可挽回；伤于药饵而无子者，诵其经，祷其佛，难以救复。盖天地之大德曰生，而鼓其生机者，和风以散之，迟日以暄之，雨露滋培，土膏润泽，自然生意婆娑。一经炎风之煽，烈日之焚，土脉焦枯，英华何由发越？天地犹是也，而生机倦矣。人得天地之生以为生，而畅其生机者，静摄乃气，调和乃血，阴阳交错，子宫温暖，自觉生育绵延。一经燥热之侵，辛温之耗，血元羞涩，胚胎奚自结凝？人则犹是也，而生机绝矣。道人一瓢一笠，云游以来，见艰于嗣息求治者，盈门拥案。及阅前所服之药，无非温补之药；询前所延之医，无非温补之医。比比皆然，令人万不可解。顾考其服药之初，亦觉与温补相宜，气体庞然而丰隆也，姿态嫣然而明媚也，饮食纷然而并进也。医之用药，即此厉之阶耳。唯是瓦积之场，不堪黍植；块存之体，安望熊占？所愿兰房淑媛，绣阁名姝，体坤之道，顺月之恒，勿贪药饵，唯葆幽闲，以符天地好生之德，庶道人救世婆心。亦不至诋为饶舌耳。

胎前全凭脉论

凭脉为的治病。而至胎前，其看症也，历历录录；其用药也离离奇奇。黄芩，安胎者也；乌头，伤胎者也。而胎当寒结，黄芩转为伤胎之鸩血，乌头又为安胎之灵丹。明党、焦术、砂仁、附片、建姜、秦归、炙草。焦术，安胎者也；芒硝，伤胎者也。而胎当热结，焦术反为伤胎之砒霜，芒硝又为安胎之妙品。芒硝五钱，滚水澄去滓，调生蜜服。当此两命相关，以安为伤，以伤为安，而用之裕如者，夫亦曰权其脉之迟结数促尔！胆从脉出，而胆斯大；智从脉生，而知斯圆。无药不可以安胎，无药不可以伤胎，有何一定之方？有何一定之药也乎？彼《本草》之注安胎，药性之注禁服，不过为初学导之先路。夫胎症，其显焉者也。由胎症而推，脉清而用得其当，信石蜈蚣，无非参苓芪术；脉溷而用失其当，参苓芪术，无非信石蜈蚣。拘成见者，赵括读父书而丧师，荆公用周礼而乱宋；知变化者，孔明添灶而退兵，楚王破釜而取胜。古今来，英雄成败，止争此一心之妙用，又何恤乎人言！

产后不凭脉论

百脉空虚，瘀血留滞，二语足以括尽产后诸病。其用药也，补则足以填虚空，温则足以散瘀滞。温补二字，在产后极为稳当：而见之于脉，则未可以一格拘也。有迟涩者，有沉细者，有洪数者，有弦紧者。迟涩沉细，可温可补，若洪数弦紧，顾可漫无区别，而一于温之补之乎？抑知瘀血填塞隧道，血脉为之沸腾，虚寒之体，转化为实热之脉，倘凭脉以疗病，则为发为泄，为汗为凉。病症百端，药饵肆应，非不经营惨淡，竭力弥缝，乃一病未已，一病旋生，卒至温补难施，不可救药，岂非专凭脉者，阶之厉耶？余家世传《月科》一卷之书，得之本邑王定所。不诊脉，但问症。细阅书中，实是肚腹大胀大痛者，先治之以去瘀之本。桃仁、归尾、胡索、灵脂、干姜、川芎、荆芥穗，酒调服。其于症之虚寒者，固不外肉桂、干姜；茯苓、炙草、当归、川芎、焦白术、肉桂、蜜黄芪、干姜。即症之大热者，亦不离肉桂、干姜。百试百验，世无产难之妇。远近求药者，日踵其门。传至于余，参究脉理，思欲突过前人。乃凭脉罔效，凭书辄验。而后知产后凭脉，其理犹浅；不凭脉，其理方深。世之家藏秘本，粗视之，了无意义，而用之多效者，大半类此。

小儿疳脉论

道人于圣学，本无所窥，而少者怀之，雅有同志。窃于疳症，三致意焉。十六岁以后，谓之痨；十六岁以前，谓之疳。其症头皮枯涩，毛发焦稀，腮缩鼻干，脊耸体削，斗牙咬甲，烦渴自汗，口鼻溺赤，肚胀潮热，酷嗜瓜果、泥炭等物，外则肢体生疮，是其候也。疳之纲领有五：脾、肺、心、肝、肾。至于条目，不可穷纪，姑举其要，曰脊疳、曰蛔疳、曰脑疳、曰丁奚疳、曰无辜疳、曰哺露疳。名有百端，理唯一致，唯见症不同，不外热、积、虫三者而已。考古名方，有塌气丸、龙胆汤、芦荟丸、木香丸、胡黄连丸及各种肥儿丸。其理正，其义深，其效神，信非仙家莫传。因方书论症支吾，虽传其方，无人敢用。如景岳论中，其或气血两虚，有非大补不可，固属门外之揣摩。即钱仲阳为小儿科中一代名医，而以为皆因脾胃虚损，亦是老生常谈，与疳症何涉？钱氏如此，其他可知。道人不惜苦口饶舌，细为分析，病源既明，则作方者之苦心，庶得以阐明于世。杨氏曰："疳者，干也。"道人则曰："疳者，甘也。"因奉养太过，肥甘之味，郁而为热，蒸而生虫，久而成积，而疳以是名焉。唯其为热，煎熬津液，肌肉为之消削；唯其成积，肚腹胀大，饮食为之减少；唯其生虫，吮脏腑则偏嗜异物，蚀肢体则疮痒不痛。种种症候，大半得之膏粱之家，饫藜藿者，十居一二。道人云游以来，每见朱门子弟，反不如居茅屋者之神完气足。总由饮食不节之故，何关乎元气之盛衰、脾胃之强弱？此其大彰明较著者也。名方中不离黄连为君者，解其煎熬之热毒也；用芦荟、生地、山栀、青黛、胆草、黄柏者，清其火也；用芜荑、君子、川楝、雷丸、鹤虱、乌梅者，杀其虫也；用莪术、神曲、山楂、麦芽、青皮、木香者，消其积也；用干虾蟆、蟾酥者，以毒攻其毒也；用夜明砂、灵脂者，去瘀而生新也。有是症则有是药，性味之寒与毒，夫复何疑！尝见患是症者，请一目不识丁之医，或揣之曰："莫不是疳？"将师所传治疳之方，遂撮一贴，犹或侥中，彼原不知黄连之寒，芜荑之毒。请一读书明理之医，明知是疳，开口便曰："脾胃大亏，非峻补不可。枯瘦之躯，何堪此黄连之寒，芜荑之毒。"主人曰："稳当。"不知热得补而益炽，积得补而益坚，虫得补而更多。至于不救，则曰："有命。"此非读书之过，不善读书者之过也。道高一尺，魔高一丈，其是之谓欤？然则，唯攻热、积、虫，遂可以治疳乎？非也。五疳有所见之症，诸疳又各有所见之症，变化生心，岂可胶柱鼓瑟！不过胸有成竹，而后能画竹。然则，治疳一于攻而全无补法乎？亦非也。经曰："大毒治病，十去五六。"相其热退、积减、虫安，穷寇勿追，或调脾理胃，滋肾平肝，一任医之运用。

考古名方：治腹胀大塌气丸：白豆蔻、麦芽、五灵脂、砂仁、莪术、青皮、陈皮、君子二钱，虾蟆三钱，米糊为丸。下虫丸：苦楝子皮、酒浸焙，贯众、槟榔、桃仁、芜荑、木香、鹤虱，米糊为丸。木香丸治疳痢：黄连、木香、厚朴、夜明砂、生姜，水为丸。大芜荑汤治小儿发热作渴，少食，大便不利，发黄脱落：芜荑、山栀、秦归、白术、茯苓、柴胡、麻黄、羌活、防风、黄连、黄柏、炙草各二钱。四味肥儿丸治小儿食积五疳，目生云翳，牙龈腐烂：芜荑、神曲、麦芽、黄连，等分为末，猪胆汁为丸，绿豆大。芦荟肥儿丸治热疳：芦荟、龙胆草、木香、人参、君子、麦芽各二钱，土鳖去头足酥炙、槟榔、黄连各三钱，芜荑、胡黄连一钱，猪胆汁为丸，黍米大。龙胆丸治疳脑热疮：龙胆草、升麻、苦楝根皮、赤茯苓、防风、芦荟、油发灰、青黛、黄连，炼蜜为丸。蟾酥丸治小儿头顶结核，面色黄瘦，饮食不甘，腹大发热：蟾蜍二三个，将粪蛆一杓，置桶中，以尿浸之，即将蟾蜍打死，投于蛆食，一昼夜，用布袋盛起，置急流中一宿取出，瓦上焙干为末，入麝香少许，蜜为丸。

疑病杂病脉论

本无病也，而疑之为病，积想成因，悬拟成像，则无病者真以为有病矣。彼疑之，我亦疑之，何以名之为医？本无病也，而杂之为病，困顿其状，呻吟其声，则无病者，真以为有病矣。彼杂焉，我受其杂焉，何以名之为医？而欲使疑者知其为疑，多方以解其疑，而疑者不疑；杂者知其为杂，直言以指其杂，而杂者不杂。亦唯决于脉，视其缓而已矣。盖有莫解之症，必有莫解之脉，疑则必疑为莫解之症，而何以诊其脉无恙也，其为疑必矣；有莫起之疴，必有莫起之脉，杂则必杂为莫起之疴，而何以诊其脉如常也，其为杂必矣。杯中蛇影，挂弓即解，疑者无所施其疑；灸难分痛，见艾即愈，杂者无所用其杂。精于脉理者，又何疑杂之我欺也哉？！

平人脉歇止无妨论

代脉关乎寿，结脉因乎寒，促脉因乎热。平脉歇止，则不关乎寿与寒热，亦自有说。盖一呼一吸，脉来六寸，血营气卫，息数一万三千五百通，脉行五十度，是为一周。稍为痰气所碍，则脉为之一止。非如代之止有常数，结促之止由迟数而得也。天地万古不老，而有岁差之数；日月万古常明，而有相食之时。岁差、相食，曾何损于天地日月也哉！

内外痈疽先变脉论

平人饮食仍旧，气体如常而脉数者，多发痈疽。夫外感脉数，骤然而来，饮食为之一变。兹之脉数，何以饮食仍旧也？内伤脉数，由渐而进，气体为之少减。兹之脉数，何以气体如常也？其为痈疽也，明矣。发于外者，痈疽并称，后犹可疗；发于内者，但以痈论，务须先知。凡属肺痈与胃脘诸痈，总是热毒蕴结，四字该之。其先少发寒热，渐隐隐作痛，斯时清其热，解其毒，疏其气，<small>经验方：桔梗、天冬、黄芩、葶苈子五分，秦归、生甘草。</small>易易耳。倘辨脉未清，视为他病，万一肺腑能语，则呼冤实属可怜，直待吐脓呕血，而后知焉，则已晚矣。士君子穷理于平日，辨脉于临时，一遇内毒，立剖当前，诚有不必为之试黄豆而验红点者。昔扁鹊视病，窥见脏腑之症结。留心脉学者，安见古今不相及也矣！

淡语中肯，力破题坚。南坡居士评。

痈疽一症，迨我朝《医宗金鉴》及《证治全生》等书出，前代所不能医者，皆能医之。独涌泉症，不出前代论定。千总刘兰生童稚知交胶漆友也，患是症，流毒十有余年。未发之前，卜其必发者，验其脉数也；已发之后，断其不死者，验其脉缓也。费尽千金，总难痊愈。游湘三年，不知亦有人能医否，录之以志知己之感。

摘平脉三不治症论

天下事之信以为然者，必其理之无不然者也。然仅言其常然，而弗揭其偶然，非唯无以坚其信，或反益以滋其疑。即如定缓为平脉，是宜无病不瘳，讵知噎膈翻胃外，不可治者，又有三焉。肌肉大脱，九候虽调，不可治者，一也；病到喘促，脉忽还元，不可治者，二也；全受而体无亏，全归而脉不变，不可治者，三也。有理外之事，便有理外之理。第恐于理中之理，未能洞悉无疑，斯于理外之理，愈觉昧没而杂。既于理外之理，弗克明辨以晰，遂于理中之理，转至惝恍无凭。而缓为平脉之说，不几于捃摭陈言，究无主宰乎？爰摘三条，明著于编，使知以缓为宗，滴滴归原允矣。一经旧德，《汉书》："韦贤以诗书授，七十余为相，少子元成复以明经，历位至丞相。"谚曰："遗子黄金满籯，不如一经。"沈诠期诗："一经传旧德。"是编缓为平脉，本《内经》旧德。丝丝入扣，森然五字长城。《唐书》："秦系与刘长卿善为诗赋，权德舆曰：'长卿自以为五字长城，系用偏师攻之，虽老益壮。'"《丹铅总录》："司马景王命虞松作表，再呈不可意。钟会取草为定五字，松悦服，以呈景王，景王曰：'不当尔也。'松曰：'钟会也'。景王曰：'如此可大用。'沈诠期诗：'五字擢英才。'用此事也。解者以五字为诗误矣。"

死生章

医者，所以治人之生者也。未知死，焉足以治人之生。实知死之无可救药，则凡稍有一毫之生，自宜多方调治。欲辨死生，仍归缓字。缓为一身之元气，即为一身之生气。有十分之缓，即有十分之生；有分毫之缓，即有分毫之生。听缓之声，绘缓之象，取缓之魂，追缓之魄，刺缓之骨，挢缓之神，而幽明异路，如在目前。弹石劈劈而又急，解索散散而无聚，问犹有分毫之缓乎？曰：无有也。弹石之脉，若坚硬之物击于石上；解索之脉，犹解乱索，指下乍疏乍密。雀啄顿来而又往，屋漏将绝而复起，问犹有分毫之缓乎？曰：无有也。雀啄之脉，犹雀之啄食，连连凑指，且坚且锐，忽然复来；屋漏之脉，良久一滴。虾游冉冉而进退难寻，鱼翔澄澄而迟疑掉尾，问犹有分毫之缓乎？曰：无有也。脉已濡细矣，加以十一二至，满指是脉，犹虾之拥于水中，冉冉而进退难寻；脉已沉矣，加以两息一至，犹鱼之在水中，头身贴然不动，而尾良久一掉。沸釜之脉涌如羹，一占此脉旦夕死，而缓全无余影矣。修到神仙也无药，世间何处觅医生。复有绝处逢生，困顿沉沉，声音劣劣，不患脉少而患脉多，不患脉无而患脉有。寸关虽无，尺沉而匀，病到无聊，脉犹有根，仔细栽培，立可回春。

　　合观诸作，清奇浓淡，无体不工，确是儒医。南坡居士评。

三指禅赋

以全求有众皆生育为韵

自呼梦觉，周君自号梦觉道人。人唤小癫。道人家前有周癫，人故以小癫别之。荆楚钟英，道人字荆威。士林望重；学霆警众，道人名学霆。郡志名传。录汞铅于丹灶；《参同契》："夫铅乃君，汞乃臣。"《志林》："龙者，汞也，精也，血也，出于肾；虎者，铅也，气也，力也，出于心。"庚信诗："自可寻丹灶。"驱草木以赭鞭。《史记》："帝作蜡祭，以赭鞭鞭草木。"帝，神农也。以赭鞭鞭打草木，使萌动也。语云："神农尝百草而知药性"，盖本诸此。现身说法，弹指参禅。本《传灯录》，古有一指禅。成一家言之心裁，即机杼一家之意。作作有芒，《史记·天官书》："作作有芒国其昌。"大率微词奥旨；出蔡沈《尚书序》。分四库书之体制，甲乙丙丁分为四库，藏贮经史子集诸书。多多益善，汉淮阴侯韩信将兵事。不遗断简残编。出《文选》。藻思频催，钱起诗："文人藻思催。"鬼神默为启牖；道人撰《数脉解》，是夜更深，灯盏无油，光芒渐渐长至五六寸高，辉煌满室，直达天明。撰《三焦辨》，是夜漏永，忽听门外喧嚷，骑拥多人。瞬息间，一方巾秀士，站立身旁，良久方去。薪传不尽，《庄子》："穷于为薪火传也，不知其尽也。"伦物宜荷生全。病应手而即愈，人谓手底生春。尔其九年面壁，《传灯录》："达摩祖师至少林寺，面壁九年，始悟而成佛。"六度行舟。

江总《栖霞寺碑》："三乘谓筏，六度为舟。"言庚庚而更卓，郑元祐诗："两徐识解更卓特，著书翼慎言庚庚。"原按，谓徐铉、徐锴，许慎《说文》。思其若抽。陆士衡《文赋》。《灵》《素》《难经》，酿花作蜜；蜂采花蕊，以酿之而成蜜。医方《脉诀》，集腋成裘。《吕氏春秋》："天下无粹白之狐，而有粹白之裘。"取之众白也。虽海上之奇方，无能为役；语出《左传》。彼医门之捷径，亦又何求。语本《周颂》。折肱者三，出《左传》。笑倩拈花之指；《传灯录》："世传拈花迦叶，独破颜微笑。世尊云：'吾正法眼藏，分付于汝。'"拍案者再，拍案称奇，谓文章之夺目。点凭顽石之头。梁高僧讲经于虎邱寺，聚石为徒，顽石为之点头。盖学不殊于半豹，《晋书》中有谢灵运云："若殷仲文读书半袁豹，则文才不减班固。"斯技无愧乎全牛。《庄子》中有庖丁曰："始臣解牛之时，所见无非牛者。三年之后，未尝见全牛也。"李商隐："文学殊半豹，技愧全牛。"是以仰体三无，《礼记》："天无私覆，地无私载，日月无私照。"兼包万有；不恤倾囊，有孚盈缶。二句本《易经》。白莲集于齐己，源绍木公；《浩然斋雅谈》："唐僧齐己有《白莲集》，为《风骚旨格》。"红药传于谢庚，谛参金母。《西清诗话》："宋僧谢庚，诗多清丽，有《红药词》传于世。"《西王母传》："仙人得道升天，当揖金母而拜木公。"契前三之语，《传灯录》："问佛法如何？住持曰：'龙蛇混杂，凡圣同居。'师曰：'多少？'众翁曰：'前三三，后三三。'"意在笔先；陶宗仪说郭王维画学秘诀，凡画山水，意在笔先。留丈六之身，苏轼诗："问禅不契前三语，施佛空留丈六身。"方垂肘后。孙思邈有《肘后方》。慈航慧海，梁昭明太子诗："慧海渡慈航。"轮王委通慧之心；开通慧智。宝筏迷津，李白诗："金绳开觉路，宝筏度迷津。"梵帝伸指迷之手。指引迷津。宋之问诗："果渐轮王族，缘超梵帝家。"神针暗渡，本薛灵芸刺绣事。录合号以传灯；《宋史》

僧道原《景德传灯录》三十卷。明镜高悬，用陈良翰虚堂悬镜事，言心眼之朗明也。六祖慧能云："明镜亦非台。"书林疑其覆瓿。用杨子云语，谓是书之必传也。乃知鹿苑婆娑，珠林母鹿生鹿女，形极美，金仙养之。后佛母生于鹿女，因名鹿苑。鸡园舞弄。《楞严经》："我在鹿苑及于鸡园，观见如来最初成道。"寻玉版以谈元，用苏东坡访玉版禅师谈元事。玉版禅师，笋也。设兰盆以钱送。释氏中元节，设盂兰盆以追荐鬼神。奇超白石之粮。《神仙传》："白石先生者，常煮白石为粮。"妙入黄梁之梦。吕纯阳遗芦生事，梦寝而黄粱犹未熟也。摊宝书之玉轴，用黄山谷诗。鲸尚可骑；仙人每跨鲸鱼。吸仙露于金茎，汉武帝金茎承露，取而饮之得仙。鹤非难控。周王子晋，缑山乘鹤。窗舒意蕊，金跻寿寓福林；出《文选》。室度心香，梁简文帝《相国寺碑铭》："窗舒意蕊，室度心香。"那借汗牛充栋。言书籍之多，直使汗牛充栋。种菩提之树，神秀诗："身是菩提树。"六祖慧能诗："菩提本无树。"浓披美荫以庇人；《庄子》："睹一蝉方得美荫。"泛般若之舟，梁简文帝倡导文泛般若之舟。大样恩波而济众。彼夫骚人寄兴，诸子遣怀。采汉儒之学海，《拾遗记》何休为学海。斗唐室之诗牌。《云仙杂录》："李白游慈恩寺，僧用水松牌乞诗。"词泻老庄，信是周家著述；老聃、庄周皆周人。学宗陈邵，陈希夷先生抟，邵康节先生雍。羞同晋代诙谐。如乐广之流。天文地理之精，任摩挲于玉腕；摩挲，神物；玉腕，言手腕之贵也。鱼跃鸢飞之趣，此二语，诗咏之，子思引之，程子以活泼泼地赞之，朱子于书舍书而悬之，其悟道也皆然。供吐纳于萧斋。《国史补》："梁武帝造寺，令萧子云飞白大书萧字，至今一萧字存焉。故时有萧寺、萧宫、萧斋之称。"鼓吹成群，孔稚圭以蛙声当雨部鼓吹。鄙官蛙之阁阁；晋惠帝问虾蟆事。阁阁，鸣声。推敲得意，贾岛与韩愈商量诗中推敲字，愈曰："敲字佳矣。"羡仪凤之喈喈。凤鸣喈喈。绛雪元霜，《汉武帝内传》："仙家上药有绛雪元霜。"参观即是慈云法雨；《鸡跖集》："如来慈心如彼大云荫注世界。"王维《六祖碑》："大兴法雨。"触处孔皆，则有丹经益寿。《宋史·皇甫坦传》："召问以长生久视之术，坦曰：'丹经万卷，不如守一。'"绿字留名，梁简文帝大法颂绿字擒章。逢凶化吉，起死回生。字挟风霜，《西京杂记》："淮南王安著《鸿烈》二十一篇，自云：'字中皆挟风霜。'"一字媲开天之画，伏羲作卦，一画开天。文光日月；《渔隐丛话》："淮西功德冠吾唐，吏部文章日月光。"千文喧掷地之声。梁周兴嗣作《千字文》，孙绰作《天台山赋》，既成以示范荣期，期曰："此赋掷地当作金石声。"想入非非，《涅槃经》："无非想，无非非想。"刺膏肓而病将神爽；《左传》："二竖子避膏之下，肓之上。"辞源了了，语本孔融事。作针砭而闻亦心惊。铁针磁砭，可以治病，谓药石也。欢喜丸，踌躇满志；《法苑珠林》："五百鹿车载种种欢喜丸。"清凉散，惨淡经营。《侯鲭录》："刘子仪三入翰林，称疾不出朝，士候之云：'虚热上攻。'石中立云：'只消一服清凉散。'谓两府始得用清凉伞也，此借用。""踌躇满志"，本《庄子》；"惨淡经营"，本杜诗。唯有脚之春，唐宋璟惠泽遍施于民，人谓为有脚阳春。姘蠓者广；本杨子。是以如椽之笔，晋王珣尝梦人以大笔如椽与之，其后文思日进。濡染而成。濡毫染翰。然则，因善病而废书，道人世习诗书，自幼应童子试，辄冠军，后因病搜方，遂明医理，应延清而废书。乃业医以邀福。道人之病，自立新方治之，而病已痊愈。综儒释道渊源之教，统会禅医；道人深悟禅机，故医书亦号禅。萃天地人参赞之才，胥归化育。范文正公曰："不为良相，当为良医。"原谓其可以赞天地之化育。圆通顿悟，《楞严经》："若能于此悟圆通根。"纳芥子于须弥；《维摩诘经》："以须弥之高广，纳芥子中而不迫窄。"昆仑山西方曰须弥山。方便随行，《维摩经》："摩诘以无量方便，饶益众生。"识庐山之面目。

庐山以匡庐隐居得名。故云"始识庐山真面目"。庋手泽于高阁，私愧楂梨；《南史》："张敷，小名楂；父，小名梨。帝戏曰：'楂何如梨？'答曰：'梨，百果之宗，楂何敢比。'道人先世皆读书掇科，故云。"引众生于慧门，佛经通慧为门。共铭馇粥。《左传》："正考父之鼎铭曰：'馇于斯，粥于斯。'"曼倩之桃有核，马臻诗："饥怀曼倩桃。"庾信诗："汉帝看桃核。"处处延龄；啖之延年益寿。安期之枣如瓜，《史记》："臣尝游海上，见安期生食巨枣大如瓜。"人人果腹。《庄子》："其腹果然。"非关剿袭，凡盗人之文章以为蓝本，曰剿袭。是书语语出自胸裁，毫无此弊。岂拘弓学箕而冶学裘；《礼记》："良弓之子必学为箕；良冶之子必学为裘。"傥事品题，一经品题，便成佳士。定属丰年玉而荒年谷。刘义庆《世说》："庾文康为丰年玉，樨恭为荒年谷。"

跋

　　是书未刻之先，夜梦一道人，谈禅精奥，问其姓名，曰："吉祥顺。"明日遇梦觉道人于贡院西街，行止异常，与梦中所见适合，一笠一钵外，袖中止藏《三指禅》三卷，因请而梓之。道人周姓，始悟不言周而言吉者，乃仙家隐语，省一围也。名吉祥顺者，道人本慈祥之念，顺天地好生之德，以济人也。梓成因录数语，以志其异。

刘纪廉原跋

　　医之道大而微，语其大则参赞化育，语其微则性命之理寓焉。岐、轩而降，代有作者，究其人，何一非仙？何一非儒？抑岂寻章摘句、烧丹炼汞者流所能企及哉！予兹于小颠见之矣。颠周姓，世居邵阳龙山之麓，生数岁，有相之者曰："是儿歧嶷，盖谪仙也，当为一代名医。"父诞登公，以儒世其家，闻其言不悦。后善病始弃儒攻医，更治黄老养生书，数年得性命双修之道。以故盛暑尝披裘烈日中行，日行或数百里方息；隆冬积雪反解衣雪中卧，醒或一鞭一跳，啸歌于市；或旬余不食不饥，食或兼数人食亦不饱；或拥胭花粉黛，醉舞欢呼，种种游戏，人是以颠呼之。颠曰："吾之颠，颠乎俗而不颠乎道，以吾之颠可以治人之颠。"颠而不颠，岂一技一能？直如张长史、米舍人之颠哉！因又号曰"小颠"，以别乎古仙之周颠也。子平愿毕游无定所，所在户履常满，或瞥见人一面，或闻人声咳，或以指略点其脉，便知其病之所在，与方服之，靡不瘳者。人谢之钱辄不受，受亦随挥霍之。故湖湘间上自当途执事荐绅先生，下逮贱隶妇稚，莫不识颠。予尝阅吾邵新志，慕其名，访之数年不获，今冬始省邸相逢，缘岂浅哉！谨以性命之理向之闻诸师者就质之，幸闻所未闻。复进而叩诸医，颠乃袖出《脉诀》一帙，曰："吾道古道非

· 98 ·

常道。盖以儒道而通乎仙，仙道而通乎医者也。夫儒理性命之自然，仙修性命之本能，医治性命之当然。吾反求诸己，抱一守中，以自然之理达本然之道，而治当然之病，安往不应手而愈人之病哉！"予卒读之，曰："是书也，传之天下后世，又岂仅愈一时一域之人之病而已哉！"遂书其语并详出处以为跋。

道光丁亥仲冬，星沙旅馆

图书在版编目（CIP）数据

三指禅／（清）周学霆著. —太原：山西科学技术出版社，
2018.2（2023.5 重印）

（中医临床经典丛书）

ISBN 978 - 7 - 5377 - 5696 - 9

Ⅰ.①三… Ⅱ.①周… Ⅲ.①脉学—中国—清代 Ⅳ.①R241.1

中国版本图书馆 CIP 数据核字（2018）第 009772 号

校注者：郝　洋　李　辰　阚　宇　周劲草

三指禅

出　版　人	阎文凯	
著　　　者	清·周学霆	
责　任　编　辑	王　璇	
封　面　设　计	杨宇光	

出　版　发　行　山西出版传媒集团·山西科学技术出版社
　　　　　　　　地址　太原市建设南路 21 号　邮编　030012
编辑室电话　0351 - 4922135
投　稿　邮　箱　shanxikeji@ qq. com
发　行　电　话　0351 - 4922121
经　　　销　全国新华书店
印　　　刷　运城日报印刷厂

开　　　本	890mm×1240mm　　1/32	
印　　　张	3.75	
字　　　数	78 千字	
版　　　次	2018 年 2 月第 1 版	
印　　　次	2023 年 5 月山西第 5 次印刷	

书　　　号	ISBN 978 - 7 - 5377 - 5696 - 9	
定　　　价	20.00 元	

版权所有·侵权必究

如发现印、装质量问题，影响阅读，请与发行部联系调换。